程康明　朱文　主编

专攻耳鼻喉科病五十年

干祖望弟子程康明主任临证心悟

华杰题

全国百佳图书出版单位

中国中医药出版社

·北京·

图书在版编目（CIP）数据

专攻耳鼻喉科病五十年：干祖望弟子程康明主任临证心悟 / 程康明，朱文主编 . — 北京：中国中医药出版社，2023.4（2023.9 重印）

ISBN 978-7-5132-8035-8

Ⅰ . ①专… Ⅱ . ①程… ②朱… Ⅲ . ①中医五官科学—耳鼻咽喉科学—临床医学—经验—中国—现代 Ⅳ . ① R276.1

中国国家版本馆 CIP 数据核字 (2023) 第 032394 号

中国中医药出版社出版

北京经济技术开发区科创十三街 31 号院二区 8 号楼
邮政编码 100176
传真 010-64405721
三河市同力彩印有限公司印刷
各地新华书店经销

开本 880×1230 1/32 印张 8.25 彩插 0.25 字数 159 千字
2023 年 4 月第 1 版 2023 年 9 月第 2 次印刷
书号 ISBN 978-7-5132-8035-8

定价 39.00 元
网址 www.cptcm.com

服 务 热 线 010-64405510
购 书 热 线 010-89535836
维 权 打 假 010-64405753

微信服务号 zgzyycbs
微商城网址 https://kdt.im/LIdUGr
官方微博 http://e.weibo.com/cptcm
天猫旗舰店网址 https://zgzyycbs.tmall.com

如有印装质量问题请与本社出版部联系（010-64405510）

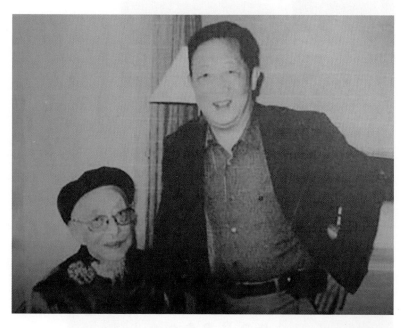

干祖望教授（左）百岁华诞时程康明（右）与干老合影留念

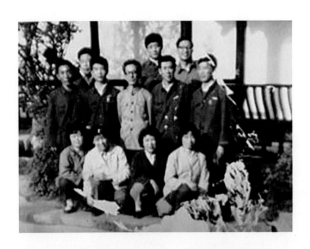

干祖望教授（二排居中者）和全国中医耳鼻喉科师资班的学员（三排右二为程康明）在莫愁湖公园合影并题诗（1981年）

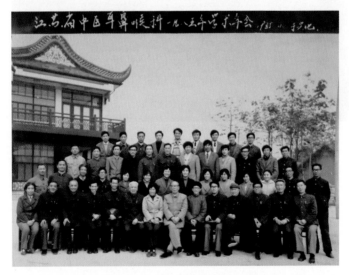

江苏省中医耳鼻喉科1985年11月在兴化举办学术年会，参会代表合影留念。前排右六为干祖望教授，前排右七为李国光会长，前排左六为秦永彦教授，三排左二为程康明

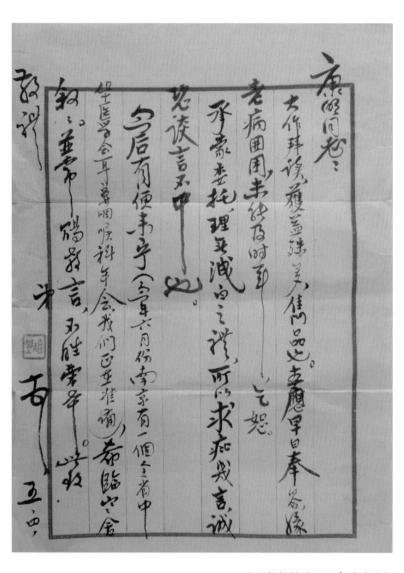

康明同志：

大作拜读，覆盖益臻，吴人售门四也。志愿早日奉答缘老病围困，未能及时耳——一之恕。

承蒙委托，理宜竭白之诚，所以求疵觅言诚恳谈言不中——。

今后有便来宁（今年六月份南京有一個全省中坐医学会耳鼻喉科年会我们亦至准备）希临以金钊之至常一隔教言，馬腾书卒一耳也。

干祖望 百 五、四

干祖望教授写给程康明的信札

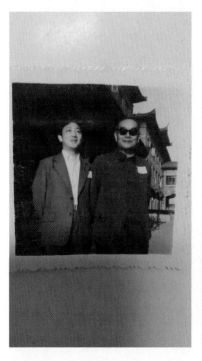

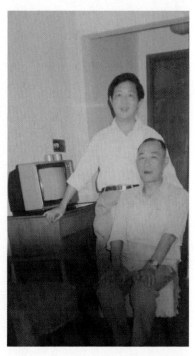

程康明（左）与耿鉴庭教授（右）合影　　程康明（后）与黄莘农教授（前）合影
（1986年于天津）　　　　　　　　　　（1987年于南京）

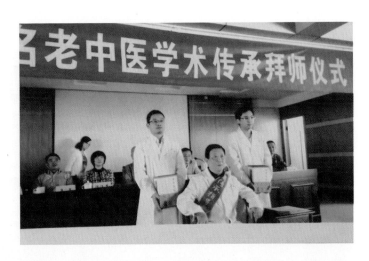

程康明（前排居中者）在泰州市举办的名中医传承拜师仪式上收徒
（2015年）

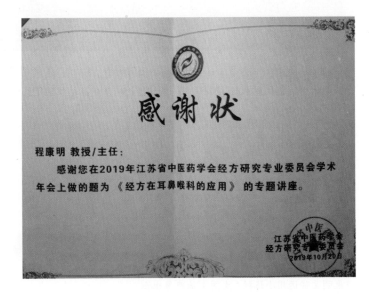

程康明在2019年江苏省中医药学会经方研究专业委员会学术年会上
作《经方在耳鼻喉科的应用》专题讲座后收到的感谢状

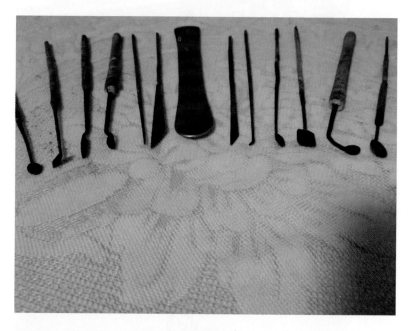

程康明主任自制的、临床使用的部分诊疗器具
1994年台湾国医院院长陈太羲带回一套该器材的复制品，收藏于台湾博物馆

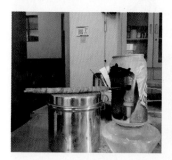
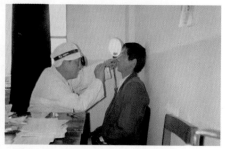

程康明主任运用小烙铁（左图）治疗鼻出血

刘 序

程康明主任医师是泰州市名中医，曾师从中医耳鼻咽喉科国医大师干祖望，潜心临证50年，积累了丰富的临床经验。他在行医路上不固守家技，博采众长，实践累用，取其精华，编写成册。这些宝贵经验对后学继承中医，发挥专科特色大有益处。

中医自古以来流派众多，不乏门派之见。不少医家为彰显所谓"祖传""秘法"等"神奇"疗效执着偏见，乏大医之相，更不会将个人经验和盘与众。而程康明主任医师把个人几十年的临证经验体会和有效方药倾心相送，其"耳鸣治风""耳鸣治心""喉痛证治五法""舌灼痛证治三要"等无不凝聚着他的心血与劳思。他中西医兼容并蓄，锐意创新专科技术，自创"喉科吹粉器""小烙铁疗法""木蝴蝶鼓膜贴补法""鼻槁回春丹"等专科技法与方药，对咽喉疾病、鼻出血、鼓膜外伤、分泌性中耳炎及萎缩性鼻炎等都具有良好的临床疗效。在这些技法与方药中，暗含了"审证求因，标本兼顾；急则治其标，缓则治其本"的中医治疗理念，体现了程康明主任勤于实践、善于总结、勇于创新的可贵精神。他的技术创新源于对患者的高度责任心和对疾病的深入研究。这些成果不但造福了患者，同时也丰富和完善了中医专科传统技术。

程康明主任医师从事中医耳鼻喉科临床50年，在立足临床实践的同时，还不遗余力地培养中医耳鼻喉专业人才，为本地区专科发展提供着源源不断的新生力量。

我与程康明主任医师从相识到相熟已有10余年了，他努力促进本地区学术交流的开展，曾经被评为中华中医药学会先进工作者。他对中医及中西医结合临床工作的深入理解和不懈探索给我留下深刻印象。希望他此次编著的《专攻耳鼻喉科病五十年——干祖望弟子程康明主任临证心悟》能够为同道开阔视野，拓展临证思路，丰富专科技术。

刘大新　谨识

2022年6月

刘大新，北京中医药大学教授、博士研究生导师，北京中医药大学附属东方医院耳鼻咽喉科主任；中华中医药学会耳鼻咽喉科分会名誉主任委员；世界中医药学会联合会耳鼻咽喉科专业委员会副会长；北京中西医结合学会理事及耳鼻喉科分会主任委员。

朱 序

程老为泰州市名中医、耳鼻喉科资深专家。从医半个世纪以来，积累了丰富的医疗经验，有较深的医学造诣，在兴化及周边地区患者中有着较高声誉。他经常在省内外各级学术活动中做主旨报告，在全国中医耳鼻喉科业内产生了较大的学术影响。曾任兴化市中医院耳鼻喉科主任、泰州市中医学会眼耳鼻喉科专业委员会主任委员、江苏省中医药学会耳鼻喉科专业委员会副主任委员、中华中医药学会耳鼻喉科专业委员会理事。

兴化中医院于1967年设立中医耳鼻喉科。当时一无专科教材、二无专业老师，程老运用西医的诊疗手段结合中医药理论与方法，融汇中西两法，摸索总结出运用小烙铁疗法治疗鼻出血、配制中药"鼻痔灵"外用治疗鼻息肉、"消水方"治疗渗出性中耳炎等一系列特色疗法。1976年，一次偶然的机会，程老看到自己写的《加减御寒汤治疗过敏性鼻炎》文章与干老的一篇关于过敏性鼻炎的文章同时发表在《江苏医药》杂志上，干老的精辟论述使他顿生景仰之情，并由此尊干老为师，常常书信往来，向干老请教，干老引以为"忘年之交"。1980年经考试选拔，程老参加了由南京中医学院（现南京中医药大学，下同）主办的"全国中医耳鼻喉科师资班"，正式师从干祖望教授。1983年，江苏省中医学会成立中医耳鼻喉科专业委员会，干祖望任主任委员，程主任和无锡的黄莘农老中医被选为副主任委员。1985年在兴化召开了江苏省中医耳鼻喉科学术年会，并由兴化中医院主办了扬州地区中医耳鼻喉科外治法讲习班，程主任的学术经验得到大家的一致认可。

中医专科的发展关键是特色和创新。小烙铁疗法是中医传统疗法之一，在理论上加以总结提升，并根据临床需要，对烙铁进行了重新设计和改造，广泛运用于鼻出血、慢性扁桃体炎、肥厚性鼻炎、口腔黏膜病等疾患，取得了较好的临床效果。南京中医药大学举办的中医耳鼻喉科师资班专门邀请程主任去演讲，并制作成教学软件；浙江省中医耳鼻喉科学术年会和南京市中医院进修班也都相继邀请程主任前去讲课。喉科吹药的炮制和临床应用仅有零散报道介绍，程老加以收集总结，精研细作，配制成"生肌散""喉症散一号""喉症散二号""鼻槁回春丹"等吹药运用于临床，治疗口腔黏膜病、扁桃体炎、急性咽炎、萎缩性鼻炎等均收良效。他运用中药"木蝴蝶"作贴补材料治疗鼓膜穿孔，用中药塑敷法、石膏绷带法治疗外耳郭假性囊肿……都是在挖掘中医传统疗法的基础上，根据西医学的解剖、生理、病理加以融合、提高，解决了很多单纯用西医方法无法解决的问题。他在省级以上杂志上发表论文数十篇，先后获市级以上"科技进步奖"10余次。俗话说"三炎一聋，劳而无功"，可见西医学对耳鼻喉科很多病证仍束手无策，而中医药在神经性耳鸣、耳聋、耳硬化症、慢性咽炎、变态反应性鼻炎等病的治疗上却有其独特优势。那么中医耳鼻喉科该如何发展？程老不断学习融汇西医学的新观点、新方法，做到西为中用、中西结合，拿出新方、新药、新疗法，针对老大难的问题力求突破。凭着对中医药事业的无比热爱，孜孜以求，不断探索，在中医耳鼻喉治疗的领域里走出了一条不平凡的道路。

　　程老视事业如生命，不图名、不争利，其勤奋踏实的品格、风趣幽默的性格、谦和宽厚的人格使他更具亲和力。在担任医院工会副主席期间，程老关心群众生活，积极帮大家排忧解难，让组织的关怀温暖每一名员工的心田。"与群众心连心，与医院共命运"一直是程老坚持的原则。他在担任兴化市中医学会秘书长期间成功举办了多届中医学会年会，默默无闻地为中医学会的各项工作和学会的发展操心尽力。市里或医院组织的各种科普、义诊活动也总是少不了他那忙碌的身影。退休后程老依然保持着不断学习、完善自我、与时俱进的好习惯，仍以高度的责任感和强烈的事业心为医院培养着新生力量，被聘为泰州市名老中医学术经验传承指导老师，2018年被评为泰州市"我最喜爱的共产党员"。

　　程老业余爱好广泛，太极拳两袖生风，剑术轻盈娴熟，又沉醉于笔墨丹青，行书雍容大气，隶书清秀隽永，国画作品题材多样，不仅水墨韵味十足，其立意新奇更让人拍案叫绝。闲暇时，程老常与其书画朋友们共同挥毫、相互切磋于小城之聚墨斋，并常有精品佳作发表。

鹏程万里健康梦，明医明志情满怀。程老将历年发表于期刊和学术会议的论文讲稿，以及平素积累的医案医话汇为一编，名为《专攻耳鼻喉科病五十年——干祖望弟子程康明主任临证心悟》。是书分为学术传承、临证心悟、经验点滴、外治撮要四个部分，可谓是发皇古义融新知，精湛丰盈蔚大观，读之可追寻程老治学之心迹、疗疾之心悟、济世之心愿、发明之心得、致远之心境、缤纷之心路。子曰："七十而从心所欲，不逾矩。"年届古稀的程老步入的正是这样至真、至善、至美的人生境界。期待程老能继续将平日的医案笔记留心收集，包括书画作品一并整理，不断为读者奉献良方妙术、智慧金钥和精神食粮。

是为序。

朱杰　己亥仲夏于兴化

朱杰，兴化市中医院党总支副书记，科教科科长，儿科主任、主任中医师；江苏省名中医，江苏省中医药学会理事，泰州市中医药学会儿科专业委员会主任委员；江苏省卫生拔尖人才，全国优秀中医临床人才，"全国五一劳动奖章"获得者。

前 言

　　中医耳鼻咽喉科学是一个新发展的学科。在历史的长河中，由于条件的限制，加上耳鼻咽喉科疾病病位深邃，能见度差，尽管前贤们在与疾病斗争的过程中积累了丰富的经验并有很多精辟的论说，但在清代以前除了一本薛己的《口齿类要》外，还没有一部耳鼻喉科的专著，只能在诸如《证治准绳》《医宗金鉴》《外科正宗》这类大型集著中找寻到对耳鼻咽喉诊疗的条目记载，或散见于内、外、儿科等医籍中。直到清朝后期，由于白喉、疫喉痧等传染病的出现，才有了《重楼玉钥》《喉科紫珍集》《尤氏喉科》《喉科指掌》等耳鼻咽喉科专著的问世并逐渐形成咽喉专科。而西医在近200年的进程中，凭借着工业革命与科学技术的进步，无论是在解剖、检验、诊断水平，还是在治疗手段上都得到了高速的发展。

　　新中国成立后，在党的中医政策感召和扶持下，各地先后成立了中医学院，并设立了中医耳鼻喉科课程，散在于民间的名医、能人都被充实到各中医院校中，涌现出一批耳鼻咽喉科的领军人物，如张赞臣、干祖望、耿鉴庭、朱宗云、谭敬书、蔡福养、王德鉴、黄莘农等前贤。他们在整理、充实和提高中医耳鼻咽喉科基础理论的同时，融汇西医学新的知识，著书立说，并办班授课，为各中医院校培养了大批中医耳鼻喉科专业人才，为今天中医耳鼻喉科的发展奠定了基础。

俗话说："三炎一聋，劳而无功。"尽管西医学日新月异，耳鼻喉科的专业水平日益提高，包括CT、磁共振、各种内镜、微创手术的运用，确实解决了不少耳鼻喉科疾病的难题，但仍有不少世界性的难题进展不尽如人意，如神经性耳鸣、鼾眠综合征、慢性咽炎、过敏性鼻炎等。而对这些西医学难以解决的问题，中医却显示出了独特的优势，常常获得满意的效果。

如何把中医学天人合一、整体观念及辨证论治的学说和西医学对生理、解剖、病理的认识，以及先进的检查方法、治疗手段有机地结合起来，以进一步扩大、发展中医辨证论治的内涵，提高学术水平，是摆在我们中医人面前的重要课题。在这方面，国医大师干祖望为我们作出了典范。干老坚守中医本色，又善于融合西医知识，首倡五诊十纲、体用辨证等学说，为中医耳鼻喉科学的发展做出了巨大的贡献。

人的一生是有限的，但事业是无限的。作为一个基层的专科医生，在短短几十年的临床实践中，继承前人学术经验，不断提升自己的理论水平，精研总结专业技能，从而形成自己的特色，并将临床所得整理成册，为自己所从事的事业添砖加瓦，这是每个医者的心愿。本文稿中所提出的学术观点及诊治方法，均为本人在临床中的粗浅体会，虽有一定的实用性，但尚缺乏统计学数据的支撑及实验室的认证，有待同行们修正、完善。这也是本人将这些资料整理付梓的初衷。

程康明　谨识

2022年8月

目 录

叁　经验点滴

肆 外治撮要

壹

学术传承

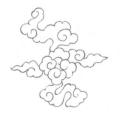

国医大师干祖望

吾师干祖望，第二届国医大师，南京中医药大学教授，曾任全国中医药学会（今中华中医药学会）耳鼻喉科专业委员会主任委员。干老乃上海松江人，早年受业于浙江外科名医钟稻荪，生平雅好古今医籍，所藏盈室，勤学深研，无间寒暑；一生致力于中医耳鼻喉科事业，学验俱丰，桃李满园。他勇于创新，著作等身，创立了一套中医耳鼻喉科学术体系。他首倡五诊十纲等学说，对中医学的发展作出巨大贡献，终龄104岁。今就干老学术成就中本人体会较深者略举一二。

干祖望的嗓音论及其临床价值

干祖望对嗓音的生理、病理具有独到见解和论说，拓展了数百年来"金实不鸣""金破不鸣"的理念，提出了发声机制的新观点。他首倡体用关系，认为：无形之气者，心为音声之主，肺为音声之门，脾为音声之本，肾为音声之根。有形之质者，声带属肝，得肺气而能振颤；室带属脾，得气血之养而能活跃，会厌、披裂属阳明；环杓关节隶属于肝肾。又提出声音特性与脏腑的关系：音调属足厥阴，凭高低以衡肝之刚怯；音量属手太阴，别大小以权肺之强弱；音色属足少阴，察润枯以测肾之盛衰；音域属足太阴，析宽窄以蠡脾之盈亏。肝刚、肺强、肾盛、脾盈，则丹田之气沛然，而金鸣高亢矣。所有这些，为中医嗓音疾病临床提供了新的辨证依据，拓宽了治疗嗓音疾病的思路，大大提高了治疗的效果。现就本人多年来临床实践的体会介绍如下：

一、注重体用关系，首倡十纲辨证

范缜在《神灭论》中谓"形者神之质，神者形之用。是则形称其质，神言其用。形之与神，不能相异"，故《素问玄机原病式》中谓"凡诸发语声者，由其形（属体，即器质）气（属用，即功能）之鼓击也"。干老则将体、用列于"五诊""十纲"之中，提出"属体者，可考虑手术；属用者，不考虑手术，而持重药治"。

临床中评价嗓音，有音量、音色、音调、音域四个要素。其常见症状有声痛、声嘶、声哑、声颤、声疲（发声无力）等，以上均属用的范畴。喉镜检查则有肿胀、肥厚、郁血、水肿、变性、结节、息肉、增生、粗糙等，息肉亦有坚实、半透明样、盈红之别，其运动又有麻痹、闭合不全等不同见症，此皆为体的表现。只有综合体用所见，结合十纲辨证，确当处置，才能取得良好的临床效果。

案例 张某，男，65岁。2009年9月3日初诊。

患者声嘶，音似破竹，痰声辘辘，频频作咯3年。喉内镜见两侧室带肿胀、郁血，声带苍白水肿如鳔，发音时随气流上下翻动。干老谓："室带属脾，得气血之养而能活跃。"今患者龄届八八，又有抽烟嗜好，大便不实，体态虚浮，痰多清稀，乃长期脾气不足，清阳不升，浊邪不化，则肺失清肃，气滞痰凝，室带肿胀郁血，声带变性如鳔。治当标本兼顾，消痰先事理脾。取培土生金、温阳化痰、软坚散结为法。予参苓白术散合苓桂术甘汤加减以求其本。

党参、黄芪各15g，白术、茯苓、山药、薏苡仁各12g，杏仁、川贝、泽泻各10g，桂枝、桔梗各6g，甘草4g，10剂。嘱戒烟。

局部治疗：在喉镜下做声带表面划痕，消瘀散结，以治其标。

2009年9月13日复诊：今日患者声嘶、喉中痰声明显改善，咯痰亦减少，间接喉镜下两侧声带水肿明显收敛，室带肿胀改善。中药原方续服10剂。

2009年9月24日三诊：声嘶、咯痰均好转，间接喉镜下声带变性、室带肿胀进一步改善，原方再进10剂。

患者先后服药60多剂，诸症悉平。依原方义制丸方一料以善其后。

二、科学用嗓，发音必调其气

唐代《乐府杂录》云："善歌者，必先调其气，氤氲自脐间出，至喉乃噫其词，即分抗坠之音，既得其术，即可得遏云响谷之妙也。"这里所指的"脐间出"即是丹田呼吸法。中医学认为，丹田位于脐下，其部位相当于气海或关元穴。

干老认为："气乃声之本，无气不成声。善歌者，必先调其气，即在此理也。"科学用嗓，运丹田之气托宗气发音，是干老在临床中经常强调的，也是治未病的手段之一。他经常现身说法，介绍自己在偌大的教室里讲课，从来不用扩音器，连续讲两个小时而不疲的经验。在处理患者时，除处方用药外，必辅导其正确的发音方法：起声以前先轻轻收缩下腹肌肉（包括腹内斜肌、腹外斜肌和腹直肌三者的下部），膈由于有下腹肌收缩产生的腹压及腹腔内脏器官的缓冲作用，可以维持一定的张力，同时感到下胸、两胁处于一种支持的状态。这样不仅使呼吸、振动、共鸣、吐字等器官肌肉的能耗减少，同时也使声带、咽、喉、支气管与下腹肌之间的协同作用得到保证。一般来说，就是运用小腹的收缩，即丹田的力量将"胸气"托住。掌握这种呼吸方法，就能做到气息均匀，平稳地呼出，并且易于控制，不仅使声音丰满圆润，刚柔相济，富于感情，而且声门下腔由于不存在过强的气压冲击，对喉嗓的保养也有一定的益处。

笔者在临床中，针对年轻教师及歌唱演员反复声音嘶哑，经检查发现声带小结或声带闭合不良者，均遵干老所嘱"授之以鱼，不若授之以渔"，在药物治疗的同时辅助发音训练，纠正错误的发音方法，往往获得事半功倍的效果。

三、先锋解表，宣肺勿忘化痰

干老治喉症70年，总结出"治喉十六字"口诀：先锋解表，把守四关，虚扶险劫，脾肾先衰。所谓先锋解表，是指一切喉病开始时都可用解表法来作开路先锋。

凡风邪犯肺，肺气失宣，失音常突然出现，声音粗哑，伴随寒热、闷咳、咽喉疼痛、披裂，声带每见充血、肿胀、水肿，并有分泌物附着。干老认为，喉乃空虚之体，为气血升降之通道，风邪遏阻气机，气滞于先，血郁于后，清气不升则痰浊不化。痰浊盘踞其间，阻滞肺气清虚，而声嘶不扬。治疗时疏风宣肺固属当务之急，化痰亦不可忽视，只有痰净气清，肺气才能宣畅，常用六味汤（荆芥、防风、薄荷、僵蚕、桔梗、甘草）为主方。偏于风寒者，加麻黄、杏仁、射干、前胡；偏于风热者，加瓜蒌、贝母、牛蒡子、莱菔子、胖大海等。

四、声带肥厚，破气消瘀，化痰攻坚

根据喉镜检查所见，声带之形态坚韧色白。为此，干老提出声带在体属筋、在脏属肝的理论。用于临床主要有两种情况：一是声带充血，要考虑肝火因素；二是声带肥厚、息肉等疾病，要用入肝经的活血化瘀药。同时总结出两张活血化瘀的方剂：一为平剂，从四物汤与喉科六味汤化裁而来，名为"活血开音汤"。其组成：红花、川芎、赤芍、当归尾、落得打、天竺黄、僵蚕各

10g，桔梗4g，甘草3g。适用于慢性嘶哑，检查见声带肥厚，声门闭合较差，全身其他症状不明显者。第二为峻剂，名为"丹青三甲散"，其组成：三棱、莪术、红花各6g，炮山甲（可用水蛭4g替代）、地鳖虫、鳖甲、昆布、海藻、桃仁、落得打各10g，蝉蜕3g。适用于声门慢性病，其中以声带长期水肿，室带严重肿胀、增生，披裂肿大如槌，发音长期嘶哑，各种治疗均告无效并排除恶性肿瘤者。方中三棱、莪术、地鳖虫重剂荡气破血，峻猛攻坚；鳖甲活血破瘀结，再加气腥走窜的穿山甲通经窜络，消散积滞而相得益彰；昆布、海藻消痰软坚退肿；桃仁、红花、落得打活血化瘀；再借助于蝉蜕的清虚之气以扬声开音。全方共奏破气消瘀、攻坚化痰之功。临床中凡偏于气滞者，加柴胡、九香虫疏肝气以助化瘀之力；偏于顽痰者，加白芥子、莱菔子、川贝化痰散结；充血甚者，加蒲公英、金银花、蚤休以增清热消肿之功。

五、长期痛喑，壮水制阳，引火归原

声痛声嘶、发音吃力、讲话不能持久是临床的常见症状。喉镜下，每见两侧披裂肿胀，声带后1/3边缘充血，杓间区暗红。发音时，声带后缘靠拢无力，呈长梭形或三角形缝隙，有漏气之感。同时伴见结喉甲状软骨大角处及其后方有明显压痛，口干咽燥，频频清嗓，腰膝酸软，舌淡苔薄，脉细数等水亏于下、阳浮于上之证，临床常诊为环杓关节炎、慢性喉炎等。《千金方》载：

"邪入于阴，传为痛喑。"干老谓"环杓关节隶属于肝肾"，为此，临床中常取金匮肾气丸合振萎汤加减：熟地、山萸肉、山药、茯苓、丹皮、泽泻、当归、黄芪、金樱子、芡实、淫羊藿各10g，熟附子、肉桂各3g。方中六味地黄填补真阴；金樱子、芡实固肾涩精；当归、黄芪补气养血；淫羊藿、附子、肉桂益肾壮阳，温经通络，引火归原。如是，则浮游之火安归水宅，而达到"阴平阳秘"之目的。

案例 许某，男，45岁，教师。2008年7月12日初诊。

患者长期从事教育工作，教务繁忙。自去岁起始感讲话吃力，继则发音疼痛声嘶，经多家医院诊为喉炎，使用消炎药、雾化吸入及中药养阴润喉之品均未获得满意效果，劳则加剧，而来本科就诊。经检查，见两侧披裂肿胀，声带表面光滑，在其后1/3边缘微暗红一线；发音时，两声带闭合差，有明显梭缝。在结喉左侧有明显压痛，舌红而胖，苔薄白，脉大无力。细辨及患者喉痛位在少阴之络而饮食无碍；声带边缘虽红而其色不艳；口虽干而不欲饮，同时伴见腰膝酸软、头昏乏力等见症，当责之水亏于下，雷龙浮越于上，取壮水制阳、引火归原为法。

熟地黄、山萸肉、山药、丹皮、茯苓、泽泻、淫羊藿、当归、赤芍各10g，熟附子、肉桂各3g，木蝴蝶4g，10剂。

2008年7月23日复诊：声痛声嘶好转，间接喉镜下见两侧声带边缘暗红稍有敛迹，发音时梭缝变窄。拟原方续服10剂。

2008年8月3日三诊：诸症明显改善，中药原方再进10剂，并予六味地黄合补中益气丸以缓图之。

干祖望治疗咽异感症的经验

咽异感症，为多种原因所致的临床综合征。其症状表现不一，有喉间似有炙脔，吞之不下、吐之不出者；有干涩隐痛如烟呛火烤者；有瘙痒难忍若蚁虫爬行者；有喉间紧迫涉及颈侧背着不利者。方书中多以梅核气概之，治疗亦较棘手。干祖望教授对本症的治疗每多独到之处，今举其常用数法，公诸同好。

一、养心肝方取甘麦

此类患者多见于中年妇女，每见咽中炙脔若有若无、少寐多梦恍恍惚惚、多疑善虑等症，西医有癔病之称。干老认为：心主神明，肝主谋虑。操劳过度、心阴暗耗，则神明内乱；加以多虑，营血不足，乃肝急脏躁。颇合《金匮》甘麦大枣汤之经义，故投之每获卓效。

案例 李某，女，45岁，教师。1978年10月19日初诊。

恙由其父患食道癌病故，操劳悲恸过度。初感头昏神疲，继则咽中如异物，甚而吞噬不利，夜寐不宁，噩梦频频，两眼视物昏渺。每疑与其父病类似，曾多次检查，均未见异常，诸药不效而就诊。诊得患者面色无华，精神恍惚，疑虑重重，所指咽部不适无定处。咽喉俱未见明显异常，舌红苔薄，脉细。证属肝郁脏躁，心失所养。取甘麦大枣汤加减，并嘱解除疑虑，逸志怡情。

处方：炙甘草5g，小麦30g，大枣7枚，百合12g，干地黄12g，当归10g，白芍10g，酸枣仁15g。服药5帖，咽部不适感日趋改善，睡眠亦实，唯头痛未减。原方加川芎5g，续服10帖，诸症渐解。

按：甘麦大枣汤本为妇人脏躁而设。《内经》谓："肝苦急，急食甘以缓之。"是方重在养心肝、润燥、除烦、缓急，合百合、地黄、归、芍、枣仁等以增柔润养血安神之力。今诸脏得润，心安神宁，则异感顿除。

二、调气机以利升降

大凡梅核气为患，多由七情气郁、痰凝气结而成。故行气开郁、降逆化痰是治疗本病的常规大法，仲圣所立半夏厚朴汤方更为历代医家所推崇。干老在广泛运用本法的过程中，师古法而不泥其方，每根据临证所见而化裁。

凡胸脘胀，嗳气频频，咽中如有炙脔，吞之不入、吐之不出者，为肝气郁结、胃失和降之象，多重用苏梗、郁金、香附、沉香等理气降逆和胃之品；伴颈侧紧迫酸胀涉及肩背牵掣不利者，属肝气窜络，乃配以白芍、旋覆花、绿萼梅、鸡血藤、络石藤以柔肝通络；若气郁化燥，咽干作咯者，则于方中去辛散温燥之姜、夏，佐玄参、麦冬、花粉等以舒中寓润；有咽中黏腻不爽，时欲咯痰者，是为痰气交滞，故酌加贝母、陈皮、郁金以清咽化痰开郁。

案例　李某，男，35岁，工人。1980年1月25日初诊。

咽间梗梗，呃逆频频，胸满而胀，颈侧背着而酸。症延数月，时轻时重，咽喉俱无特殊，舌苔薄白，脉来弦紧。拟降逆和胃，疏肝通络。

处方：制半夏10g，厚朴4g，茯苓10g，苏梗7g，醋柴胡1.5g，当归须10g，白芍12g，青皮5g，香附10g，络石藤10g，旋覆花3g。

服药5帖，梗感消失，呃逆渐平，颈侧背着缓解，仍取原方出入续服5帖。

按：注重调理气机以利升降是干老治疗梅核气的重要一环。他认为：肝喜疏达，胃宜和降，痰与气相辅而行，气顺则痰消，故方取半夏厚朴汤降逆和胃；合逍遥散，意以疏肝解郁通络。如此一升一降，气机流畅矣。

三、重化源健脾生津

咽喉干燥乃异物感的主要原因之一。而干燥之缘由，除外邪化燥及阴虚火旺外，临床每见脾失健运、津气无以上承者。其表现为咽红不甚，蒂丁松弛下垂，异物感每随气候变化或多讲话而加剧，并伴有面黄形瘦、脘闷、食少、便溏等脾虚见症。其治疗每赖参苓白术散或健脾丸而取效。

案例 吴某，男，24岁。1980年8月13日初诊。

咽干而痒，吞噬不利三载。刻下暑湿司令，咽部不适尤甚，饮食不思，纳则脘腹胀满，困疲乏力，舌嫩苔黄腻，脉平。证属脾虚湿盛，先拟芳化醒脾化湿为法。

处方：藿香5g，厚朴4g，郁金5g，茯苓10g，新会陈皮5g，白术10g，苡仁12g，白蔻仁4g，焦楂曲各10g，佩兰叶5g，3帖。

药后腻苔渐化，饮食得增，吞噬稍利，脘胀亦消。唯咽干痒未减，原方中除藿香加太子参15g，山药12g，扁豆子10g，续服十余帖，咽干渐润，异物感悉除。

按：在干老的医案中，经常引用李东垣的一句话："饮食不常，劳役所伤，以致脾胃虚弱，主口中津液不行，故口干咽干也。"并提出补脾不若健脾，健脾不若醒脾。因而在本案例中首重芳化，醒脾化浊；次佐扶土，益气生津。阴霾除，清阳升，则津气得以上承，虽不治咽而咽病自解。

四、解疑虑以饵代药

咽异感症多与情志不畅有关，因此干老十分注重精神疗法，对患者尽量做种种使人信服的解释，解除恐癌疑虑，并嘱其戒怒远烦，主张少服药或以饵代药。临床常用的偏方有：

1.凡气郁不疏者，配玳玳花三朵，玫瑰花三朵，泡茶代饮，并佐食金橘饼，借其宽胸化气。

2.取炒焦麦芽，煎汤时时呷之，仗其有甘凉养心安神之功。

3.咽干欠润者，以增液汤煎汤代饮，外吹西瓜霜或话梅（代蚰蜒梅）含化。

4.黛芩化痰丸是门诊协定处方用药，由黄芩、麦冬、全瓜蒌、海浮石、山慈菇、射干、橘红各30g，连翘、桔梗、芒硝、盐水炒香附各15g，青黛6g，共为末，入姜汁少许，炼蜜为丸而成。主治由于老痰胶黏成块、凝滞咽喉者，具润燥、开郁、降火、消痰之用。

5.芋艿丸亦为消痰、软坚、散结的简便方，其制法：取香粳芋艿适量，切片晒干研末，用陈海蜇、大荸荠等量煎汤泛丸，早晚各服10g。

以上数法，当随证选用，用之得当，确可取事半功倍之效。

干祖望耳聋治肺的经验

干祖望对耳鼻咽喉疾病的诊治有颇多独到之处。这里仅就干老从肺论治耳聋的经验做一介绍。

　　盖耳聋有先天、后天之分，本文所讲的耳聋实际上是出现于多种疾病发生和发展过程中的一个症状，至于"生而聋者"的"聤"则不在其内。"耳聋治肺"一语，首出于刘河间的《素问病机气宜保命集》："耳者盖非一也，以窍言之是水也，以声言之金也……假令耳聋者肾也，何以治肺？肺主声，鼻塞者肺也。"历代医家对此说虽各有发挥，然运用于临床者甚少。多年来，干老以此为理论依据，引申发挥，并广泛运用于临床，对提高疗效收到了较好的成果。

　　干老云：由于肾开窍于耳，肝胆之经络于耳周，故古人治耳聋多从肾与肝胆入手，殊不知多数耳聋均与肺气失宜、肺失清肃或肺气不足有关。此即《素问·缪刺论》："邪客于手足少阴、太阴、足阳明之络，此五络皆会于耳中之故。"王孟英《温热经纬》云："坎为耳，故耳为肾水之外候；然肺经之结穴在耳中，名曰葱笼，专主乎听。"干老认为"专主乎听"一句，是指耳的听觉功能，而"葱笼"则是肺经在耳中的经络之气。临床所见耳聋之体征虽各有异，然凡具肺卫见症者，均可从肺论治。现将干老从肺论治耳聋的法则举案阐述如下。

一、表邪未解，宜宣肺通窍

　　案1　胡某，男，42岁。

　　时值深秋，因下河捞取衣物而感受风寒，致翌日两耳突然发胀，一无所闻；伴恶寒头痛，鼻塞涕清。经某医院诊为"突发性耳聋"，给予能量合剂、激素及血管舒张剂，治疗三天未效而就诊于干老。查：两耳鼓膜完整，耳咽管通气良好；音叉试验：两耳骨、气导均消失。舌苔薄白，脉浮紧。

论治：风寒袭于肺卫，耳窍失聪，治宜辛温宣散。

予三拗汤加味：麻黄3g，杏仁10g，甘草3g，粉葛根20g，僵蚕10g，防风5g，路路通10g，1剂。

药后得汗，诸症俱减。原方稍事变化，又服3剂。听力明显上升，后以益气升阳之品调理，直至听力恢复。

案2 马某，男，45岁。3周前感冒致右耳闭塞，至今不解。听力差，自音增强，于阴晦天尤甚。一度医者曾投以参芪等补剂而自觉闭塞加剧。查：右耳鼓膜微红、内陷、标志不清，耳咽管自家吹张，通气不良，鼻甲黏膜肥厚，右重左轻，舌苔薄，脉平。

论治：风邪恋于耳窍，法宜宣透通窍。

三拗汤加味：麻黄3g，杏仁10g，甘草3g，苍耳子15g，防风5g，郁金5g，路路通10g，菖蒲3g，竹茹10g，3剂。

药后右耳鼓膜充血已退，听力大增。再服3剂，并嘱自做导引：①患者以手捏鼻，闭口鼓气，使耳中感有气流送入；②两手掌搓热，以掌心掩耳孔，一按一松，20余次，每日2次，不日而愈。

按：案1之"突发性耳聋"，中医称为"猝聋"。因入水受寒，邪犯清窍所致。干老认为，"猝聋"多伴风邪见症，此时选用宣肺祛风通络之三拗汤加味，往往获效。案2是邪入葱笼，失宣投补者（西医认为本症由耳咽管通气功能不良而引起的中耳腔病变），耳闭3周，仍以三拗汤加味治愈。

二、肺失清肃，肃肺化痰

案3 邓某，女，56岁。

素有咳喘宿疾，形体肥胖不实。近因感冒，咳喘复作，痰涎滑稀而多，并出现两耳闭塞，听力下降，苔薄白微腻，脉来浮滑。曾经鼓膜穿刺抽出浆液少许而闭塞感不解。查：两鼓膜充血不甚、轻度内陷，鼻中甲及咽鼓管口黏膜苍白。音叉试验：两侧气导<骨导。

论治：风寒外袭，痰阻肺络，耳窍失聪。治从辛散肃肺化痰以通耳闭。

予三子养亲汤合三拗汤加减：苏子10g，白芥子10g，莱菔子10g，炙麻黄3g，杏仁10g，桔梗10g，茯苓10g，银杏叶5g，5剂。

药后喘息减，耳闭启，听力上升。再服5剂，听力康复。

按：本例为伏饮被新邪引动，肺失肃降，耳窍不通。干老取三子养亲汤以肃肺降逆、利气祛痰，配三拗汤以宣散外邪，使肺之气机肃降有常，畅通无阻，则闭塞之耳窍不通何待？

三、肺气不足，宜培土生金

案4 陈某，男，47岁，教工。

两个月前因听觉差而做右耳乳突根治手术，术后听力下降更甚，术腔潮湿难干，并隐隐作痛，时感闭气。查：面色不华，胸闷气短，右耳术腔有少量分泌物、清稀不臭，乳突无压痛，舌苔薄白，质嫩边有齿痕，脉来濡缓。

论治：肺气亏虚，耳聋失聪。治宜培土生金，益气升清。

仿益气聪明汤加减：党参15g，黄芪15g，白术10g，蔓荆子10g，葛根10g，柴胡3g，升麻4g，黄柏7g，茯苓10g，白扁豆10g，5剂。

上方守服30余剂，耳内分泌物停止，听觉基本恢复。

按：乳突根治术后的干耳问题，是西医手术后的一大难题，往往经年不愈。干老认为，肺主宣发，肺主一身之气，肺气不足则无力宣布卫气，散发浊气和剩余水分于体外。本例即耳术后分泌物两个月未停，据证参脉，系肺气亏虚，气化无权，从"母能令子实"的论点出发，用培土生金法，取方益气升阳，以增宣发之力，自能耳聪液涸。

小结：

1."耳聋治肺"是干老几十年临床经验之一。干老认为，无论耳闭、脓耳、猝聋诸症，凡具肺卫见症者，均应于病初正气未衰之时，鼓邪外达。

2.宣、肃、补是干老"耳聋治肺"的三大法则。但在具体运用上并非执一而论，根据症情的需要，往往宣中有肃、肃中有补或宣中合补。本文所举案例的处方用药，是宣、肃、补的代表方药，为干老的独到之处，提供同道们进一步验证。

干祖望治疗失音特色

干祖望教授治疗失音，辨证用药，独具匠心。现介绍其治疗特色如下：

一、宣肺不忘化痰

风邪犯肺，肺气不宣，失音常突然出现，伴随寒热、闷咳、咽喉疼痛，披裂声带每见淡红肿胀，甚至水肿，并有分泌物附着。治疗时，宣肺固属当务之急，但化痰亦不可忘。只有痰净气清，肺气才能宣畅。常用六味汤为主方：荆芥、防风、薄荷、僵蚕、桔梗、甘草。偏于风寒者，加麻黄、杏仁、射干、前胡；风热甚者，可加瓜蒌、贝母、牛蒡子、莱菔英、胖大海等。

二、清热常用甘寒

声带、披裂红肿，实者属风热郁火，虚者为阴虚火旺。治疗时，切忌妄投苦寒，实宜清散，虚宜清养。清热解毒时，少用黄连解毒汤等苦寒之剂，而常用偏于甘寒之五味消毒饮（野菊花、蒲公英、紫花地丁、冬葵子、金银花）。

三、消痰先事理脾

脾主运化，脾失健运，则积湿生痰，郁滞喉间，阻于经络而出声不利，每见语声重浊，咯吐不爽，室带肿胀，久则衍为声带小结或息肉。干老认为，补脾不若健脾，健脾不若醒脾，常用方药为参苓白术散加化痰软坚之品（太子参、白术、茯苓、山药、生苡仁、陈皮、桔梗、冬瓜子、昆布、海藻、西月石、千张纸）。

四、攻瘀善用三甲

凡喉间经脉阻滞（如环杓关节炎）、肌膜瘀肿、生痔（如室带肥厚、声带血性息肉）由气滞血瘀、痰凝结聚者，均可用加味三甲散随症化裁。加味三甲散由炮山甲（水蛭替代）、鳖甲、地鳖虫、僵蚕、昆布、海藻、柴胡、九香虫等药组成，是干老用治理气攻瘀、消痰开音的代表方。

五、治痿补益肝肾

声带发音时，每见长梭形或长三角形裂隙，松弛无力，发音有气漏之感。治疗常以自拟加减振痿汤（党参、黄芪、当归、熟地、枸杞、金樱子、芡实、淫羊藿、仙茅、菟丝子）获效。但滋补须防留邪，熟地、麦冬应慎用。

六、癔喑以甘缓急

癔病失音，多见于女性。常突然失语或轻声耳语，但咳嗽、哭泣之声正常，间接喉镜下可见声带形态活动如常，仅内收无力。治疗时，干老每选甘麦大枣汤合百合地黄汤加减，以养心安神、柔肝缓急，深合"肝苦急，急食甘以缓之"之意。

干祖望养生"八字诀"

2012年10月21日，本人有幸赴宁参加吾师干祖望的百岁华诞祝寿活动。大家见到干老虽已是期颐之龄（1912年生于上海金山县），但仍然红光满面、神采奕奕、思维敏捷、起居如常，都十分高兴，惊叹不已。干老所总结的"八字诀"养生之道值得借鉴。

一、童心

干老常具儿童样的心理状态，无忧无虑，生气勃勃，好动好奇，思维活跃。他自幼聪慧过人，常有出人意料之举。龆龄之时，一次替父抄写请柬，其中"挈眷"的"挈"字多写了一点，把"刀"误写成"刃"，令其重写，他却用灯草涂墨，径改家中字典以自辩，父见字典，还以为是自己记错了，连说"我老糊涂了"，似此童心伴他一生，今虽龄届百岁，两耳失聪，但在他的讲话、诗作中仍不乏诙谐、幽默、豁达、顽皮的性格。由于听力丧失，无法打电话，只能以书写与人交流，诗曰："君礙乡音我失聪，交流电话设施穷；欲通消息唯鱼雁，吐胆倾心手语中。"他的自嘲，更透出诙谐、风趣。始终保持乐观开朗的性格，是一种养生的好办法，使人脱离杂念，是防病健身、益寿延龄的首要条件。即便在逆境中，干老也经常保持乐观、积极向上的心态。1984年被疑为肺癌住院，仍作诗以自慰："癌与结核两相疑，病榻周旋一百天；昔日雄姿今安在，羞将老态曝人前。"干老博览群书，爱好广泛，在学院有活字典之称，一生著作等身。除在本专业有很高的造诣外，还擅长书法、诗词和文学，喜爱戏曲，甚至写过剧本。他性情活泼幽默，在给学生讲课时引经据典，诙谐，风趣，经常逗得大家哄堂大笑。1991年元旦，口占七律一首，以明其志：

从来不懂何谓老，但觉朝朝是少年，

治病除疴戈返日，挥毫展楮笔耕田。

杏林谋得容锥地，橘井争来拂晓天，

漫笑夕阳难久好，霓红不夜待周旋。

二、猴行

干老之所以高寿，得益于有一个很好的体质，他体态轻盈，行动敏捷，生性好动，每日黎明即起，坚持晨练，以走路为主，一生反对午睡，从不贪图"安逸"。即使龄事已高，亦是如此。有两件事值得一提：在他80多岁时，省中医院耳鼻喉科病房在16楼，每次查房竟然不乘电梯，徒步上下。从上海路到夫子庙，来回不乘车。90岁参加紫金山登山运动，到达山顶，他是最年长者。一次在庐山开会，我们师生一行游览"三叠泉"，下到山谷有两千多层台阶，石径崎岖，大家都很吃力，我特意请了两位竹轿工，让干老坐上去"享受"一下。不料干老坚决不乘坐，他不但不领情，反倒将我臭骂一顿，硬是勒令我把佣金退了回来。途中，干老比不少年轻人走得还快呢。干老强调锻炼身体必须根据个人的体质情况，做适合自己的运动。有的人认为，做运动时间越长、强度越大就好。实则相反，每天坚持半小时就行，最好步行三公里，问题是持之以恒。老年人锻炼要注意季节气温的变化，做到"虚邪贼风，避之有时"。

三、蚁食

所谓蚁食，就是食谱广而食量不多。什么都吃一点，荤素搭配，干老一生喜欢东坡肉。饮食的结构要合理，每天喝一点牛奶，多吃蔬菜、水果和杂粮。他反对暴饮暴食，不抽烟，很少饮酒，主餐是两个馒头。干老认为，养生之道，不是刻意追求营养，反对进补即是养生的说法。曾书补药歌："吃饭细嚼，穿衣少着，睡要着，烟酒谢却，心弗焦灼，走路跳跃，都是补药。"进补必须根据个人的体质、阴阳的偏颇、五脏的盛衰，在医生的指导下适当进补。

四、龟欲

像乌龟一样没有奢望。欲者要也，干老不要名，不要利，不要权，不计较个人得失。从不接受求医者财礼。他唯一的嗜好就是买书、读书、写书，其藏书在南京中医药大学中是首屈一指的。一次干老在景德镇，有学生赠送他"福、禄、寿"瓷偶三座，在归途中不慎将"禄星"打碎，只好将其余两尊置书橱中，并在其两侧撰联一对："三星唯缺禄，一屋皆是书。"他的书屋取名为"茧斋"，此二字由前江苏省委书记江渭清题写。其匾额挂在书屋的门楣之上，意为"作茧自缚"。1993年3月26日作无题诗一首：

> 人为工作瘦，家为买书贫。
>
> 也羡钱与胖，无门去问津。

以上"童心、猴行、蚁食、龟欲"八字为干老长寿之秘，有人问及其养生之道，干老口占七律一首答曰：

　　　　劝君慢羡我朱颜，赤子童心一百年。

　　　　晨起攀梯六百级，余无秘诀对人言。

扬州耿氏喉科

　　扬州耿氏喉科自乾隆间至今已历七世，无论在内服、外治、药物炮制还是配伍等方面，均积累了丰富的经验。扬州耿氏喉科传人、中医研究院（今中国中医科学院，下同）耿鉴庭教授幼承家学，学验俱丰，撰有《咽喉病的实践与认识》《扬州耿氏喉科得效方》《喉科本草》等专著。笔者在多年的实践中，借以指导临床，多有领悟。1984年，更有幸面聆耿教授。今将学习、跟师所得介绍于下。

丹栀射郁汤治疗急性会厌炎

　　急性会厌炎是耳鼻喉科的常见急症，是以会厌及杓会皱襞的急性水肿或伴有蜂窝组织炎及会厌脓肿为特征的急性喉部炎症。其主要症状为会厌高度充血肿胀、咽喉疼痛、吞咽困难，间有声嘶、呼吸不畅及全身不适等，属中医"急喉痹"范畴。该病在具有现代检查设备的今天，诊断并不困难。运用大剂量的抗生素、激素亦可及时控制疾病的发展。难能可贵的是，在没有现代检查设备，仅靠中医辨证论治的岁月，耿氏对该病的临床特点、病理机制、鉴别诊断等均具有独到的见解，并立丹栀射郁汤为主方而疗效卓著。

　　笔者30多年来，运用丹栀射郁汤治疗急性会厌炎30多例，验证了该方的切实疗效，早年山东中医学院（今山东中医药大学）李邦本教授、北京建工医院的王家莘主任等亦有仅运用本方治疗急性会厌炎而获满意效果的报道。

一、耿氏对急性会厌炎的诊断及鉴别

鉴于古人检查条件的限制，临床上不能见到会厌组织，因此也就没有会厌炎的病名，只能归属于急喉痹的范畴。但是，耿氏对丹栀郁汤证的认识和鉴别是明确的，基本符合急性会厌炎的临床特点。在其歌括中指出："剧痛不见肿，水谷难吞送。强咽爬坡轻，拒咽呛顶重。心烦欠安宁，颈僵怕转动。其病在关下，速治勿轻纵。此乃急喉痹，甚至遭丧恸。须分顺险逆，悉心驭与控。"短短数语，生动地刻画了急性会厌炎的临床特点。

首先是口咽部红肿不甚，与吞咽困难、疼痛剧烈的症状不相符合。第二是患者强咽时有爬坡感，且有呛顶的感觉。第三是伴随有心烦欠安、颈部僵硬等症状。明确指出其病位在关下，同时耿氏认识到本汤证当与急喉风等其他危重喉病相鉴别，所谓："倘有哮吼声，症即属喉风。风痰相纠缠，服此即无用。喉闭是危疴，暴死真堪恐。"明确指出，如有哮吼之声，或喉中痰声拽据，是为喉风重症，并见气息急促则属喉闭危象，均不在本汤证范围之内。

二、耿氏对急喉痹病理机制的认识

耿氏认为，急喉痹的病理机制是"一阴一阳结，胞络三焦壅"。那么何谓"急喉痹"，什么是"一阴一阳结"。《诸病源候论》载："喉痹者，喉里肿塞痹痛，汤水不得入也。"《素问·阴阳别论》云："一阴一阳结，谓之喉痹。"对此，王冰注曰："一阴谓心主之脉，一阳谓三焦之脉，三焦、心主脉并络喉，气热内结，故为之痹。"《尤氏喉科秘书》解释得更为清楚："盖少阴、少阳君相二火，其脉并络于咽喉，故往往为火邪所结聚。君火热缓，结而为疼为肿；相火势速，则肿甚不仁而为痹。"为此，耿氏的结论是：急喉痹由君相二火结聚，气血痰浊壅塞于关下为病。

三、丹栀射郁汤的组成、方义

组成：丹皮、生山栀各12g，射干、郁金、连翘、大贝、前胡、豆豉、枇杷叶、赤苓、淡竹叶各10g，甘草4g。

服法：漱服。上药煎头、二汁，合并后约500mL，边漱边咽，一天内徐徐服完。并将药汁时时加温，以吸其蒸腾之气。

方义：方中丹皮、生山栀、射干三者为君，味苦性寒，具清降心包、三焦之火，散结除烦之功。辅郁金、连翘清热解毒，散诸经之血结。其中郁金为血分之气药，能行气解郁、凉血破瘀；连翘清热解毒，清心经之客热。再佐前胡、大贝消痰下气，豆豉发汗开腠理、宣透表邪，合山栀清泄内热、解郁除烦。赤苓、竹叶、甘草为使，既引热下行，又能清咽喉、缓解急迫。综观诸药，重在降、散二字，君相之火降，痰血壅结散，则肿胀消、气机畅，痹痛自解。

四、病例介绍

王某，男，57岁，干部。2009年11月6日初诊。

诉喉痛阻塞感，吞咽困难3天，在地方医院诊为急性会厌炎，使用抗生素、激素等药物治疗，未见明显效果而来本科就诊。诊得患者急性病容，喉痛甚剧，吞咽艰难，进食有爬坡感，全身不适有低热（37.8℃）。局部检查见咽黏膜充血肿胀不明显，两腭扁桃体Ⅰ度肿大。间接喉镜下见会厌充血，肿胀如球，舌根部淋巴滤泡组织肿大。血常规检查：白细胞计数11×10^9/L，中性粒细胞比例80%，淋巴细胞比例20%。诊断为急性会厌炎，予丹栀射郁汤加减。丹皮、生山栀各12g，射干、郁金、连翘、豆豉、牛蒡子、黄芩、大贝、莱菔缨、枇杷叶各10g，甘草5g。上药煎头、二汁，混合后约500mL，边漱边咽，徐徐咽下，并时时加温，吸其热气，一天内服完。

11月7日复诊：患者喉痛稍改善，能勉强吃半流饮食，间接喉镜下见会厌肿胀明显消退。诉大便二日未解，原方中加全瓜蒌12g，续服1剂。

11月8日三诊：患者喉痛明显改善，身热已退，能进软食，大便畅解1次。间接喉镜下见会厌肿胀消其一半。效不更方，原方去牛蒡子、豆豉，加赤芍、当归尾各10g，2剂。

11月10日四诊：喉痛已不明显，进食仍有阻滞感，间接喉镜下见会厌肿胀消其大半。嘱原方再服2剂，诸症日渐缓和而愈。

扬州耿氏喉科用药经验拾萃

一、用药精专，单方见长

耿氏用药，轻灵圆活，药简意深，以单方见长。在使用治疗咽喉痛的诸方中，很少使用大组清热解毒或苦寒攻伐之剂，每以轻去实，并提出无痰滞不患喉的论点。治疗中多以清咽化痰之甘桔为主体；或合荆防以散风，豆豉以轻宣；或配薄荷以增清散之力。热甚者伍银、翘，痰滞者佐枳壳、楂、曲等，随症加减，力戒重用寒凉之药。其中运用最广的单方有：

1.甘桔莱缨茶：主治风热乳蛾之初起，是方以桔梗之升清咽祛痰，合甘草之缓解毒润肺，佐莱菔缨之降以清咽化痰消滞；若增茶叶少许，更有清香之感。本方加玄参、陈皮制蜜为丸，名"爽咽丸"，使用更为方便。

2.四花茶：即取绿萼梅花、香橼花、玫瑰花、金莲花泡茶，治疗咽喉不利因肝郁气机不畅者，具疏肝理肺之功。

3.金莲花泡茶：常用以清咽喉、耳目之浮热，对于咽部肿痛，既可预防，也能治疗，功效虽缓，久饮自具效果，且无滞中之弊。

此外，耿老主张佐餐以南北皆有之蕨菜，凡喉症伴头晕少寐者，颇具效果。悬雍垂过长者，每晨服糖制无花果二粒亦佳。

二、因症取吐，寓意深刻

涌吐法在医疗科技高度进步的今天已很少运用，然而在缺乏医疗条件的年代，耿氏喉科面对急喉风、白喉等痰涎壅滞、伪膜阻塞气道、呼吸困难等紧急情况而束手无策时，用吐法而获效却屡见不鲜。这里只作为一种疗法供大家有所了解、借鉴。耿氏取吐，因症而施，其用意有三点；首选药为土牛膝，因其性滑，最易涌痰涎外出。

1.开泄肺气：主要用于风邪伏肺之急喉症。耿老曾治一高热喉痹、痰声辘辘、喘息不平的3岁女孩，以鲜土牛膝30g捣烂绞汁，灌服探吐。初则吐出痰涎甚多，继则进药未吐，复得畅汗，热退息平，苔化而病愈。

2.消痰散结：耿氏认为喉患者，多由痰热上升、气血壅滞而成脓，故取吐法。先涌尽其痰，痰消结散，则不成脓。

3.溃脓脱膜：凡喉痛脓成未溃者，或白缠喉风者，取吐法借其中气上升之力以溃脓脱膜。

使用本法，宜证形俱实者，非危急时当慎用，否则易耗气伤阴，延误病情。

三、存阴保津，扶正纠偏

咽需津养，喉赖液濡，耿老常用的方法有荡邪存阴、养阴清肺、益胃生津及温中寓润等法，现简介如下。

1.荡邪存阴：喉痧毒火内炽，虚实并见，肺阴必受其戕，阴液斫耗，非夺之不足折其势，若下之又恐随下而脱，故取荡邪存阴之法。天地玄黄汤是其代表方（生地黄、天冬、玄参、大黄、枳实、金果榄、甘草）：方中天冬既滋肺阴，又可润肠，与走而不守的大黄同用，以保真阴而除恋邪之弊；合金果榄、甘草以消咽，往往一下之后，咽中灼痛亦随之而解。

2.养阴清肺：白喉为患，多由素有温热潜伏上焦，或疫毒上蒸，先伤肺阴，以致耗灼真阴，出现邪毒凌心之危象。故当时时护正气、养阴清肺，耿氏立养阴润燥清咽汤，方乃郑氏养阴清肺汤加金果榄、莱菔缨等清咽之品，以期滋而不腻、散不伤阴。

3.益胃生津：咽病热毒已折，阴津大伤，耿氏列五液干涸见症：即舌上无皮、寐而不实是心阴伤也；目花视弱、胁胀易怒是肝阴伤也；鼻干见血、动则气短、干咳少痰是肺阴伤也；耳鸣善恐是肾阴伤也。并强调脾胃为生化之源，十二经皆禀气于胃，故每以复液汤（南沙参、北沙参、石斛、玉竹、麦冬、人中黄、黑豆、茯苓、冰糖）、玉门石斛汤（玉竹、天冬、麦冬、百部、石斛、北沙参、鲜稻叶、生谷芽）以养胃生津，胃液得复，则诸脏之液皆复矣。

四、外用吹药，辨证施治

耿老强调吹药的选用，当把握标本虚实，随证取舍。凡焮红肿痛明显者，属阳证实证，宜清热解毒，活血消肿，常选用栀子、硼砂、马尾黄连等；若红肿疼痛不甚者，不可过用寒凉之品，宜在清热消肿药中，佐入温通辛散之防风、白芷、川芎等，否则易闭窍留邪；若红而发紫，肿痛不剧者，为寒邪内伏，凝结在局部，化而生热，则于寒凉药中参辛温疏散、凉血散血之荆防、马勃等。

耿氏常用的经验方有三种：

1.锁匙散：西瓜霜、土牛膝各6g，硼砂、薄荷、青果榄各2.5g，冰片0.6g。本方去痰消肿，止痛除痒较好，并便利吞咽。

2.加味碧玉散：硼砂10g，胆矾1.2g，山豆根3g，冰片1g。本方消肿散坚之力较著。

3.珠黄指甲散：珍珠、牛黄各0.6g，人指甲1.2g，西瓜霜12g，青果炭2.5g，黄柏6g，冰片0.15g。主治咽喉腐烂。

五、重视炮制，讲究煎服

耿氏对专科药物的炮制、煎药之水火、服药之方法都十分讲究，有不少药物是自采自制的。如红牡丹花瓣、栀子花瓣、天罗水、金莲花、黄羊角、莱菔缨等。现举莱菔缨的制法：在立冬时将白莱菔连根拔起，使其横卧地下，三五日后，其叶复又翘然起立，此时储藏于根内之精气已入叶中，根遂空心，将叶带蒂切下，倒挂于竹竿之上，排列于向西檐下，任其自行风干，至来年立春取下，切碎贮瓷缸中备用。

耿老认为，煎药之水火与药效有直接关系，常用的水有雨水、露水、雪水、活水、甘澜水、井水数种。所用之火则有芦竹火、稻麦穗火、柴火与炭火之分。耿老谓"余家治喉痧及白喉之毒火燔灼者，每用雪水煎药，或以之烹茶，颇得满意效果"。煎药有文火、急火之分，服药有凉服、温服之别。病在咽喉，尚有嘱其徐徐呷服和漱服者，以利药液在局部发挥作用。如天地玄黄汤煎时，先将大黄用冷水一茶盅泡之，一刻钟后挤黏液，投渣入药煎，煎成挤尽药汁、去滓，再入大黄汁，和匀略见火，欲沸即离，待稍温，一次服之。服后得泻，立啜稀粥或藕粉以养胃。

以上所介绍经验，随着时代的发展，如何适用于今天的临床，当取其精华，借鉴其理法，总结提高运用，并非搬套，但其中很多做法和经验还是值得我们吸取、推崇的。比如针对咽喉局部病灶，在服药时采用频频呷服，或漱服的方法，这样更能充分利用药效。

兴化陈氏喉科

陈煦孙是兴化市中医院喉科老中医，四代祖传，在喉科烙治、吹药等方面具有较高的造诣和独特经验，在本地区具有一定的影响。

小烙铁疗法在鼻喉科的运用

小烙铁疗法是中医传统疗法之一。我们在继承我院陈煦孙老中医（四代祖传）经验的基础上，进一步扩大应用范围，用治多种鼻喉疾病，方法简便，使用安全，取得了较满意的效果。现简介如下。

一、基本器具

1.烙铁：由紫铜制成。烙铁头有椭圆形、圆形、条形等多种型号，厚度亦各有异。其编号及规格见表1。烙铁头均有柄相连，柄长17cm左右。柄与烙铁头的连接处有弯、直、垂直三种，柄上裹以棉纸，以免炙手。

表1　烙铁的编号及规格（单位：cm）

编号	1	2	3	4	5	6
形状	直颈	直颈	垂直颈	弯颈	弯颈	弯颈
	长方形	椭圆形	小圆形	小圆形	大圆形	横长方形

编号	1	2	3	4	5	6
长	1.3	1.0	0.5	0.7	1.2	0.5
宽	1.1	0.7	0.5	0.7	1.2	1
厚	0.2	0.3	0.3	0.2	0.3	0.2

2.火针：亦以紫铜制成，针身粗0.15cm，钝尖，柄长17cm，后2/3裹以棉纸。

3.喉刀：有尖刀、眉刀两种，眉刀为钝口。

4.压舌板：由不锈钢制成。长17.5cm，宽3cm，两头稍宽并略带匙形凹面。

5.其他：有酒精灯、鼻镜、11号尖刀、药风鼓等。

二、临床应用

（一）梅核气

凡喉间梗阻，吞吐不利如有炙脔，而排除器质性病变者均可使用。其主要手法有轻烙、重烙、点烙、飞刀四种。

1.轻烙：①取1、2号烙铁各1支，置酒精灯上烧红；②患者端坐张口，术者以压舌板捺住患者舌根部，一压一松，乘患者欲恶心之机，取眉刀轻划会厌（小舌）喉面黏膜，使之出血少许；③以烧红的烙铁在蘸有麻油的棉片上沾一下，迅速烙于会厌喉面，轻轻一触即起，连续两次；④药风鼓吹入锡类散。

2.重烙：若舌扁桃体增生者可行重烙，步骤同上法。

3.点烙：若咽后壁淋巴滤泡增生，先以尖刀划破滤泡黏膜，再取3号烙铁烧红轻点滤泡。

4.飞刀：咽侧索肥厚者，以尖刀轻刺侧索，自下而上连续10余刀，使之渗血少许。

以上诸法每周1次，可连续六七次。

（二）慢性扁桃体炎

凡慢性扁桃体炎反复发作，在炎症消退后，均可使用本法。其步骤及手法是：

1.刺：取火针烧红，迅速刺入扁桃体隐窝，深度达0.1~0.3cm，同时做旋转动作出针，可连续十余针。

2.割：尖刀在扁桃体表面纵向割破黏膜，使之出血少许。

3.烙：取4、5、6号烙铁数支烧红，视扁桃体大小，取合适者沾油施烙，可连续3~4次，烙后吹药。

1周后，待白膜脱尽，即可再烙，一般烙7次可愈。

本法治疗慢性扁桃体炎，可达到控制反复发作的目的。在烙治过程中，既无疼痛、出血，又不影响饮食、发音。烙治后，保存部分扁桃体基质，以保留其正常生理功能。

（三）鼻出血

由于90%以上鼻衄患者的出血部位在鼻中隔两侧前端之毛细血管丛，局部检查一般可见该区黏膜溃疡、毛细血管扩张、上唇动脉分枝暴露或有小的出血性肉芽。因而本法适用于鼻中隔前端病变所引起的习惯性鼻出血。其手术步骤如下：

1.麻醉：以浸有1%地卡因棉片贴于鼻中隔前1/3处之病变黏膜上，3～5分钟后取出。

2.切划：以11号尖刀在病变范围内自下而上作3～4条小横形切口，深达黏膜下软骨上，尤其要注意切断扩张之毛细血管。

3.烙：以烧红的7号烙铁在香油棉片上沾一下，迅速烙于切开之溃疡面，烙铁一触即起，此时创面基本无血。

4.棉球：以一小棉球用麻油浸润，轻轻塞于创面上，24小时后取出。

基本一次可效，如不效再烙1次。

我们曾对小烙铁治疗100例习惯性鼻出血患者进行统计，有效率达98%。

（四）肥厚性鼻炎

凡鼻塞由鼻下甲肥厚，药物收敛效果不佳者可使用。

1.麻醉：以含有1%地卡因之棉片一块，包裹下鼻甲前1/3，5分钟后取出。

2.烙：长叶鼻镜固定于鼻腔内，充分暴露所需行烙的下甲下缘。8号烙铁烧红后，深烙下甲达0.1～0.2cm，同时快速拖出。

3.棉片：烙面覆以麻油棉片；一周后可再烙1次。

（五）其他

小烙铁疗法亦可运用于口腔黏液腺囊肿、小赘生物等。

三、体会

1.烙铁的使用，全在手法的熟练。无论施烙于什么部位，均应做到：轻、快、准。切不可误灼悬雍垂、前后咽柱等组织。

2.烙治鼻出血时，必须严格掌握其适应证，且烙治的面积不宜过大，以免产生瘢痕，影响鼻黏膜的生理功能。对来自鼻咽部、窦腔内或其他深远部位的出血都不宜使用本法。对高血压、血液病等全身性疾病所引起者，亦不宜用。

3.烙治下鼻甲，要深烙快拖。烙后形成狭长而深的创面，其两侧之黏膜翻卷覆盖其上。这样既可达到缩小鼻甲的作用，又不致损伤过多的鼻黏膜，以保证鼻黏膜的正常功能。本法与鼻甲部分切除及封闭疗法相比，具有反应小、安全、简便等优点。

4.烙铁烧红后，在香油棉片上沾一下，具有去火气、清润烙痂之作用。

贰

临证心悟

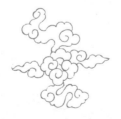

注重体用辨证，发挥中医诊疗优势

体乃形质之称，用为体之功能。范缜在《神灭论》中谓："形者神之质，神为形之用。是则形称其质，神言其用。形之与神不能相异。"由此可见，体与用是相依、相存、互补的关系。《临证指南医案·肝风》载"故肝体阴而用阳"就是指肝藏血，其体属阴；肝主疏泄，性条达，其用属阳，正是体现了体与用的关系。吾师干祖望首倡"五诊十纲"，是在四诊中增加了"查诊"、八纲中增加了"体用""标本"，大大丰富和拓展了中医辨证论治的内涵和视野，为中医学的发展作出了不可磨灭的贡献。笔者在临床实践中，继承干老的学术思想，注重"体用"辨证，采取体用并调、内外兼治的方法，从而发挥其诊疗优势，取得较好的临床效果，其主要体现举例如下。

一、鼻以通为用，有形者去其实，无形者调其能

鼻为肺之外窍，鼻腔之功能全赖阴血以濡养、清阳之温煦。《素问·五脏别论》谓："五气入鼻，藏于心肺，心肺有病，而鼻为之不利也。"一个"利"字，包含了鼻腔的呼吸、温煦、嗅觉等诸多功能。笔者认为，在治疗鼻病的过程中，当根据患者自觉鼻腔阻塞、失嗅、声齆等功能之变化，鼻腔中鼻甲、鼻道、中隔及其周围邻近诸体和全身之不同见症的综合分析。鼻镜检查每见

鼻黏膜充血、肿胀、水肿、苍白、息变、溃疡、萎缩、新生物阻塞等，分泌物则有清稀、黏稠或黄脓、血性之不同。治当有形者祛其实，无形者调其能，体用并调。前者取滴鼻、吹药、烙治、穿刺或手术治疗为主，以祛其实；后者则取祛风、清热、滋阴、活血、益气、升清、化浊、通窍诸法，心肺同治，以调其能。

案例 夏某，男，65岁。1994年8月7日初诊。

患者因鼻塞、嗅觉不敏3年多，曾先后行鼻中隔矫正、鼻甲部分切除术2次。术后鼻塞、嗅觉未有明显改善，始终感觉鼻腔气息不畅，同时伴见心慌气闷、神疲乏力。鼻镜检查：见两侧鼻腔气息通畅，中下甲瘦削，黏膜暗红欠津。诸鼻道、嗅裂清晰无分泌物，舌红苔薄，脉细。

《证治准绳·七窍门》引用《难经》条文说："心主嗅，肺主诸气，鼻者肺之窍，反闻香臭者，何也？盖以窍言之肺也，以用言之心也。"今患者年逾花甲，气不足以升清，血不足以濡养，治当养心益气，气血双调。取心肺两益汤加减：党参、炙黄芪、酸枣仁各15g，熟地黄12g，当归、茯神、紫菀、远志、桑皮、路路通、石菖蒲各10g，五味子6g，10剂。

方中参、芪、归、地益气补血，养心安神；茯神、酸枣仁、五味子宁心安神；远志交通心肾，祛痰利窍；紫菀、桑皮、路路通疏肺经之气血以通窍；石菖蒲入心，开窍逐痰。

药后患者鼻塞、嗅觉有所改善，原方再服20剂，体用如常，诸症悉平。

二、喉赖气为用，察其体以辨虚实

喉主天气属肺。主呼吸和发音，为气体出入，吐故纳新之要道，语言发声之枢纽。故《灵枢·忧恚无言》说："喉咙者，气之所以上下者也，会厌者，音声之户也。"干老云：无形之气者，心为音声之主，肺为音声之门，脾为音声之本，肾为音声之根。有形之质者，声带属肝，得肺气而能振颤；室带属脾，得气血之养而能活跃；会厌、披裂属阳明；环杓关节隶属于肝肾。肝刚、肺强、肾盛、脾盈，则丹田之气沛然，而金鸣高亢矣。以上均属用的范畴。喉镜检查，则有肿胀、肥厚、淤血、水肿、变性、结节、息肉、增生、粗糙、白斑等。息肉亦有坚实、半透明样、盈红之别；其运动又有麻痹、闭合不全等不同见症，皆为体的表现。只有综合体用所见，结合十纲辨证，确当处置，才能取得良好的治疗效果。

案例 张某，男，50岁，教师。2006年8月4日初诊。

患者自觉喉部不适，声嘶，讲话吃力，曾在上海某医院诊为声带白斑，经多方治疗效果不明显而来本科就诊。

患者长期从事教育工作，用嗓较多。有抽烟嗜好，经常声嘶，平时并不在意。近因诊为声带白斑，被告知为癌前病变，故忧心忡忡，食欲不振，神疲乏力。咽喉干燥，声嘶音哑，频繁作咯。

电子喉镜检查见两侧室带肿胀超越，声带肥厚，其表面在近前联合处各有白斑一块，不粗糙，其边缘境界清，两声带边缘尚光滑。舌苔薄白微腻，脉细缓。

患者长期过度用嗓，又有抽烟嗜好，以致宗气不足，声带超负荷运动，室带代偿肿胀，脾失健运，肺热上蒸，气滞血瘀，痰浊凝结，声带失其荣养，日久而白斑形成。治当标本兼顾，取活血化瘀、软坚散结、清肺化痰、健脾升清为法。拟三甲逐瘀合六君子汤加减。

炮山甲、鳖甲、地鳖虫、桃杏仁、红花、昆布、海藻、川贝、茯苓、陈皮、桔梗、白芥子各10g，太子参、白术各15g，夏枯草12g。

嘱其声休、戒烟、忌辛辣、放松心情。

2006年8月19日二诊：前方服用15剂喉中不适感，声嘶稍有改善，间接喉镜下声带白斑无明显改变。拟原方续服15剂。

2006年9月3日三诊：患者诉咽喉干燥，声嘶明显好转，饮食思增。间接喉镜下见两侧声带白斑有所敛迹，室带肿胀亦改善，患者信心大增。原方续服15剂。

前方先后加减服用半年多，声带白斑基本消退，讲话亦趋正常。依原方中加薏苡仁、柴胡、当归、赤芍、地黄、木蝴蝶、麦冬、玄参等制膏方一料，以善其后。

三、耳为肾窍，内耳借精髓为体，赖神明为用

《灵枢·海论》指出："髓海不足，则脑转耳鸣。"肾藏精，精能生髓，髓从骨空循度而上，通于脑，脑为髓海，内耳赖精髓以濡养，故精髓是内耳听觉的基本物质。心主神明，为生命活动的主宰，脑为神元之府。精为神之宅，神为精之用。故心神是听觉的功能表现。若髓海不足以养体，加之思虑过度，心火灼脑，神不守舍，则神栖于耳，声闻于外而为之鸣。

其临床特点多表现为耳鸣成年累月，似在脑中，如电流之声或秋虫唧啾，变幻莫测，甚则对某些音响有复制现象，耳中无闷塞等异常感觉，对噪音无影响，同时伴见失眠多梦、心烦不宁等症。

案例　钟某，女，56岁。2012年11月5日初诊。

患者两耳蝉鸣3个月，时如蚁阵缭绕或秋虫远噪，似在脑中。心烦多梦，夜不成寐；同时伴见视物昏花，头昏腰酸，精神不振等症状。

检查：两侧外耳道清洁，鼓膜标志正常。音叉试验：任内AC＞BC（双）；韦伯居中。纯音测听示两耳骨、气导曲线2000～4000Hz，下降30～40db。血压：140/90mmHg。血脂偏高，舌红苔薄，脉细微数。

辨治：《百病辨证录》载"耳闻风雨之声或鼓角之响，人为肾火之盛也，谁知是心火亢极乎"？患者龄届花甲，肾气不足固

然，加之近数月琐事心烦，以致坎水不足于下，离火炎炎于上，心肾失交，阳不入阴，神栖于耳而蝉鸣不已，头昏、目花、心烦、不寐并见。治宜泻南补北。天王补心丹合磁朱丸出入：生地、柏子仁各12g，酸枣仁15g，天冬、麦冬、当归、五味子、玄参、朱茯神、远志、丹参、灵芝、神曲各10g，珍珠母、磁石各30g，朱灯心1扎。7剂。

11月13日二诊：患者心烦、失眠明显改善，已能入睡，耳鸣偶有减轻，精神状况好，饮食尚可，小溲微黄。药症已符，原方续服10剂。

11月24日三诊：耳鸣明显改善，有时不注意时也感觉不到。舌红稍淡。患者不想煎药，取丸"聪耳止蝉丸"（本院自制方），每服6g，日三服。

2013年5月3日，患者诉去年服丸方3个月，耳鸣、失眠日渐改善，近因心烦，又有些蝉鸣，要求予丸药续服。

柯韵伯曰："心者主火，而所以主者，神也，神衰则火为患。故补心者必清其火，而神始安。补心丹用生地为君取其下，足少阴以滋水为主，水盛可以伏火，此非补心之阳，补心之神耳。"

方中生地滋肾水，清心安神；柏子仁、灵芝养心安神；酸枣仁、五味子收敛心气，补心安神；二冬清气分之火，丹参清血分之火；以参、苓之甘补心气，玄参之咸寒泻无根浮游之火，当归之甘温以补心养血；更加远志、灯心祛痰开窍；珍珠母、磁石重镇安神，宁心定志。全方滋肾水以益精填髓，清心火以安神定志，心血足则神自藏，神安而耳不妄闻矣。

结语

体是基础的、外在的、表象的、具体的、直观的；用是本质的、内在的、抽象的、隐含的。五官为五脏之外窍，其体赖津精血以濡养，借清阳以温煦，以通为用。因此，临床中一定要把握体与用的关系，准确辨证施治，驭轻驾熟，以进一步发挥中医的诊疗优势。

谈反佐法在耳鼻喉科的应用

反佐法，其义有二：一是取药物之相互协调，一是取作响导之用。药物的升降开阖、相互协调，可使药物的性能控制在最佳范围之内。为此，宋·寇宗奭的《本草衍义》序列载："用药治病开必少佐以合，合必少佐以开，升必少佐以降，降必少佐以升，或正佐以辅助之功，或反佐以作响导之用。"

头面诸窍，以通为用，借阳气以升清，赖精血以濡养。《灵枢·五阅五使》云："五官者，五脏之阅也。"十二经脉均上行于头面诸窍，故五脏之虚实、外邪之变化导致五官疾患，每易出现本虚标实、上热下寒、虚实夹杂的复杂情况。因而临床中，我们本着全身辨证与局部辨证相结合的原则，根据耳鼻喉的生理和病理特点，抓住实质，去伪存真，在正治法的同时，准确掌握病机，恰到好处地运用反佐法，借以相互协调，沟通寒热，冲破格拒，从而达到画龙点睛的效果。今举常用数法如下：

一、导龙归海

水亏于下，火浮于上，喉痛位于结喉一侧，少阴经脉循行之所，声痛声嘶，痛有定处，明显压痛，饮食无碍，劳则加剧，缠绵不已是本证的特点。检查咽喉多无红肿见症，西医每诊为喉上神经痛、环杓关节炎。对此，笔者临床中常取导龙归海法获效。

案例　薛某，女，56岁。1990年4月5日初诊。

声痛声嘶已半年，虽长期使用抗生素、维生素类药而未见明显效果。局部检查，除甲状软骨左侧大角有明显压痛外，咽喉均无异常。细询患者喉痛甚于酒后，饮食无碍，口虽干但不甚求饮，喉虽痛而无红肿可见，同时伴见头昏、腰酸、掌跖灼热等症。根据以上辨证眼目，当属水亏于下、雷龙浮越于上，拟导龙归海法。

大熟地、山药各12g，丹皮、泽泻、茯苓各10g，山萸肉18g，肉桂4g。

4月9日复诊：药服3帖，喉痛声嘶明显改善。效不更方，先后续服15剂，诸症消失。

柯韵伯谓："肾虚不能藏精，坎宫之火无所附而妄行，下无以奉春生之令，上绝肺金之源"，今取六味地黄滋阴补肾，寓泻于补，三阴并治；反佐肉桂一味，辛甘大热，温补脾肾阳气以导龙归海。

二、发散火郁

风邪上受，阳气受郁，郁火勃发于内是耳鼻喉科常见的病理特征。临床中常见的额窦炎就是由风邪上受，太阳、阳明火郁而产生。因额窦位居诸窦之上，得清阳之气，窦口向下而利于引流，故较少罹患。因太阳之脉起于额旁内眦，上额交会于颠，阳明之脉起于鼻旁，交会于鼻根。故凡风邪上扰，多引动太阳、阳明火郁勃发于内，风火相搏，窦口闭塞而形成负压，其临床特点是：起病急骤，前额剧痛，其势如啄，甚于辰午之间；鼻镜检查，则见鼻黏膜红艳肿胀，中道前上方有黏液性分泌物，无腥臭；患侧眼眶内上方有明显压痛，同时伴见面红、目赤、口干等症状。治宜疏风邪、散火郁，加味苍耳子散治之：生石膏30g，苍耳子15g，木笔花、防风、僵蚕、川芎各10g，薄荷、白芷、升麻、菊花各5g，细辛2g。

本方立意"清散"二字，方中生石膏为君，清胃降火。配白芷、薄荷、防风、升麻上行头面，散二阳火郁；苍耳子、木笔花、菊花清利头目，散风通窍；川芎、僵蚕行气活血，散结止痛；细辛一味性温气烈，配石膏借其辛散通窍之力，宣通游风浮热，散火郁，相反相成。全方疏风邪、散火郁、通窍散结，以达到消肿、减压、止痛的目的。

三、釜底抽薪

乳蛾一症，多见于青年体实之人，多由肺胃蕴热，再罹风邪而起。往往起病二三日，即见身热、头痛、咽喉红肿疼痛、喉核白腐、便秘溲黄、舌苔薄白微黄、脉浮数等热毒炽甚之症。临床体会，凡急性扁桃体炎见喉核表面白腐，大便一日未解者，虽寒热未罢，于疏风清热方中加大黄一味，以清泄表里之热，利膈通便，釜底抽薪，每一剂见效。

案例 马某，女，25岁，工人。1975年11月12日初诊。

乳蛾宿疾，每为新邪所动。昨日起，寒热交加，咽痛拒纳，就医于本院内科。病既在表，先事疏风清热，并用抗生素、激素是为常法，药后症反加重，转来本科。

诊得患者痛苦面容，吞咽艰难，憎寒壮热（39.5℃），两侧喉核突起，被有黄白色膜样物，舌苔薄白微黄，脉浮数，询得大便二日未解。乃风邪外客，肺胃蕴热于内，风热上搏咽关，表里俱实。取清咽利膈汤（《喉科紫珍集》）以表里双解：银花15g，连翘、牛蒡子、黄芩、当归尾、赤芍、天花粉、射干各10g，荆芥、桔梗各7g，白芷、甘草各4g，酒炒大黄10g（后下），外用咽喉消肿散（自制）吹喉。

翌日复诊：自述药后大便畅解1次，咽痛大减，已能吃稀饭。复检：体温37.5℃，咽红已淡，喉核表面白腐消退过半，嘱按原方续服1帖，诸症悉平。

本人运用大黄的经验：

1.大黄酒炒：五官诸疾，大黄酒炒后，可借酒性之上升而驱瘀热于下。

2.大黄后下：大黄苦寒直折，具清热泻实之功。今用于釜底抽薪，当取其悍利之气，为保其气，以后下为宜。

3.大黄用量：用于釜底抽薪，取其泻热通腑，用10g。其不与朴、硝同行，并无腹泻之虞。若药后腹泻过多，可服米汤即止。

四、泻南补北

萎缩性鼻炎，多发生于年轻女性，以鼻腔空旷如馨、鼻甲黏、骨膜萎缩，上附脓痂恶臭为主要症状，同时伴见头昏、纳少、心烦、失眠、月经不调、掌跖灼热等阴虚火旺证。笔者认为鼻为肺之外窍，气血充盈之所，鼻甲肌膜赖阴血以濡养，其病机与中医"痿证"同义。《素问·痿论》揭示了"肺热叶焦"的主要病机为肺燥不能宣布津液，使五脏、五体失养而发生痿证。金元的张子和进一步分析了"肺热叶焦"是肾水不能制心火，心火上灼肺金所致。朱丹溪则提出"泻南补北"的方法，笔者为此根据萎缩性鼻炎的临床特点，认为病机为肾阴不足，心经郁热，水不能制火，土不能生金，故取黄连阿胶汤合养阴清肺汤为主要方法。

黄连2g，阿胶、地黄、白芍、白术、石斛各12g，黄芩、麦冬、当归、丹皮、茯苓各10g，太子参15g，鸡子黄1枚，砂仁4g（后下）。

方中黄连、黄芩直折心肺郁火；当归、白芍、地黄、麦冬、石斛、阿胶、鸡子黄滋阴养血，生津润燥；太子参、白术、茯苓益气培土生金；砂仁一味辛散温通、芳香理气、开胃消食、温脾和中，与地黄、阿胶、鸡子黄等甘温黏腻、滋阴养血、生津补髓之品合用，以辛散之性，解黏腻碍胃之弊。张景岳谓："善补阴者，必于阳中求阴，则阴得阳助而泉源不竭。"临床体会，滋阴补血药中佐砂仁少许，则更增滋养阴血、健脾开胃之功。

五、清上温下

后鼻道出血是耳鼻喉科较危重的病证，常由急躁、疲劳而引发，多见于中老年水亏木旺之人。患者鼻衄时血涌如洪，多从鼻后下咽，吞咽不叠；中止时，鼻前段常无出血灶可寻，但数小时后又可反复来潮。临床中，虽投养阴清热、凉血止血之品，并采取前、后鼻孔填塞的方法，亦难立时驾驭出血的势头。此时患者常因出血过多而出现心烦神疲、胸闷气短、面红目赤等上实下虚、虚实夹杂的危重局面。对此，笔者根据全身辨证，运用清上温下的"秘红丹"加减往往获效。

酒炒大黄3g，肉桂3g，生代赭石18g，生地30g。

"秘红丹"出自张锡纯的《医学衷中参西录》，用于"肝郁多怒，胃郁气逆，致吐血、衄血及吐衄之症屡服他药不效者，无论因寒因热，服之皆有捷效"。其中大黄通下，泻火凉血，行瘀止血；肉桂辛热温补肾阳，益火消阴。二药伍用，以肉桂之辛热，制大黄苦寒峻下之势；又以大黄之寒凉，制肉桂辛热燥烈之弊。所谓寒热相济，佐归平和。生地甘寒育阴，凉营止血；配大黄则养阴而不腻滞，清泄而不伤阴。生代赭石凉血以止血，镇逆以血随气下。药虽四味，却具动静结合、开阖相济、清上温下、降逆止血之功。临床中，因大黄、肉桂均具峻烈之性，获效即当撤去。同时要掌握病机，在运用本方时与养阴、清热、凉血之品有机结合，才能兼顾无遗。

六、通阳散火

智齿冠周炎并发颞颌关节炎，中医称"牙绞痈"。临床表现为恶寒发热、智齿冠周红肿疼痛、同侧牙关挛急僵硬、张口受限、饮食艰难等症。每由智齿阻生，龈瓣覆盖其上，饮食残渣嵌顿，热毒蕴遏少阳、阳明之络，加之风寒乘袭而发。治宜通阳散火，取陈实功《外科正宗》清阳散火汤加减。

生石膏30g，连翘、黄芩、赤芍各10g，白芷、升麻、羌活各

4g，牛蒡子、威灵仙各12g，防风7g，川桂枝5g，葱白头7枚。

方中生石膏辛寒清肺胃实热，连翘、黄芩苦寒轻清上浮，合牛蒡子、赤芍、升麻清热解表，消痈散结；羌活、防风、白芷、威灵仙宣散太阳经气，祛风通络；川桂枝、葱白温经通脉，通阳气而散阴寒，与石膏相合，一辛温一辛寒，解表清里并施，相辅相成，发汗不过汗，清里不郁闭，以达清热消肿、温经通络之效。

案例 黄某，男，34岁。1983年12月2日初诊。

患者右下智齿冠周炎经常发作，近因受凉，致右下智齿冠周红肿疼痛，伴张口困难。经使用抗生素、激素三日未见好转而来本科门诊。诊得患者神疲畏寒，右下第三磨牙萌出不畅，冠周龈瓣覆盖其上；右侧颌角上方漫肿如馒，压之酸痛，张口受限，开合仅0.5cm，舌红苔薄白，脉浮微数。证属风邪夹二阳郁火，搏结牙关，予加减清阳散火汤2剂，并嘱煎汤后，将药渣置铁锅中炒干，加酒、醋烹之，布包作局部热敷。不热如法再炒，加温热再敷，一日3次。

12月4日复诊：药后患者智齿冠周红肿，腮颊硬肿均明显消退，张口达1.5cm。原方续服3剂，张口已趋正常；再服3剂，诸症悉平。

以上所举数法，体现了在耳鼻喉科疾病中运用反佐法，均必须抓住实质，把握病机，灵活机动，方能达到事半功倍的效果。

"一阴一阳结，谓之喉痹"浅解

《素问·阴阳别论》云："一阴一阳结，谓之喉痹。"本句指出了一条咽喉肿痛的病理机制，后世喉科医家无不奉为圭臬。本文试就经文本意，结合临床作一浅释，以求教正。

一、关于病名

《重楼玉钥》载："夫咽喉者，生于肺胃之上。咽者，咽也。主通利水谷，为胃之系，乃胃气之通道也……喉者空虚，主气息出入呼吸，为肺气之通道也……人之一身，惟此最为关要。"可见咽喉为清空之窍，以通为用。

痹者，闭塞不通也。《诸病源候论》指出："喉痹者，喉里肿塞痹痛，浆水不得入也。"古人认为，凡咽喉肿痛不利者，均属喉痹范畴。喉痹包括喉蛾、喉痈、缠喉风、白喉等多种喉病。由于后人将喉痈、白喉、喉风等疾病另立专章论述，喉痹一症则成为病程较长、咽喉红肿、疼痛轻微并有声嘶等症状的专用病名，这当与经文所谓喉痹相区别。

二、关于"一阴一阳结"含义

何谓"一阴一阳结"？各家所述略有差异。王冰曰："一阴谓心主之脉，一阳谓三焦之脉也。三焦心主脉并络喉，气热内结故为之痹。"张介宾曰："一阴肝与心主也，一阳胆与三焦也。肝胆属木，心主三焦属火，四经皆从热化，其脉并络于喉，热邪内结，故为喉痹。"高士宗曰："一阴，厥阴也；一阳，少阳也。厥阴之上，风气主之；少阳之上，火气主之。阴阳皆结，风火炽而肺金伤，故谓之喉痹。"

三者所注，试从两方面理解：①从《素问·阴阳别论》全篇看，本篇以"真脏为阴，胃脘为阳"，文中所言及的三阴：太阴称为"三阴"，少阴称为"二阴"，厥阴名"一阴"；在三阳之中，则以太阳、阳明、少阳的次序，分别称为三阳、二阳、一阳。②夫相火发自命门，寄肝、胆、三焦等脏腑中，与君火一上一下相互配合，具有温养推动脏腑活动的功能。若相火妄动是为邪火，君相火炽，内结于喉，则痹塞不通。诚如《尤氏喉科秘书》指出："盖少阴、少阳君相二火，其脉并络于咽喉，故往往为火邪所结聚。君火热缓，结而为疼为肿；相火势速，则肿甚不仁而为痹。"这里的"一阴一阳"又可理解为君相之火为患。

三、关于"一阴一阳"的推演

综上所述，喉痹多属君相火热为患，病变多在心、肝、胆、三焦四经。其实，这只是病因的一个方面。盖"喉主天气，咽主地气"，阴阳之气出纳其间，为津液气机上下之要冲。另疫毒之邪有从口鼻而入，二者直达咽喉，故喉痹为病。除君相火热外，又尚有风热疫邪侵袭、肺胃积热上乘、气血痰浊瘀阻等因素。在病理上，每表现为内外交患、表里同病、痰郁气滞、虚实并见等。

临床体会，喉痹的病因不止君相火热为患，故"一阴一阳"的含义当推而广之。

经方中双相疗法在耳鼻喉科的应用举隅

《灵枢·五阅五使》云："五官者，五脏之阅也。"《灵枢·邪气脏腑病形》载："十二经脉，三百六十五络，其气皆上于面而走空窍。"头面诸窍，以通为用，借阳气以升清，赖精血以濡养。故诸窍为病，每与脏腑失调、经络病变有不可分割的关系。临床中，随着邪正强弱的变化、脏腑功能的偏颇、病邪在经络的传变等每导致五官疾患，出现表里同病、上热下寒、营卫不和、虚实夹杂等复杂的局面。

《素问·标本病传论》载："间者并行。"高士宗注曰："如邪正之有余不足，叠胜而相间者，则并行其治。并行者，补泻兼施、寒热互用也。"因此，我们本着全身辨证与局部辨证相结合的原则，根据耳鼻咽喉的生理和病理特点，抓住实质，去伪存真，采取双相调节的疗法并行其治。

经方中有很多双相调节的治疗方法。在六经病证发展的过程中，由于入侵病邪的轻重，患者正气的强弱或误下、过汗等治疗方法的失当，而发生两经或三经的症状同时出现（合病），或一经症状未罢，又出现另一经的症状（并病）。如治疗汗出表气已疏，内有郁热而喘的麻杏石甘汤证；外解少阳，内泻热结的大柴胡汤证；阴阳不调，寒热中阻，痞塞不通的半夏泻心汤证等。这些双相调节的方法，均为我们在处理复杂的耳鼻咽喉病证中提供了指导性的典范而获事半功倍之效。今举数例，以示同好。

一、反流性咽炎：苦辛通降，半夏泻心汤合左金丸加减

反流性咽炎是引起咽异物感症的常见疾病之一。患者常感咽部异物阻塞、吞吐不利或烧灼毛涩感，同时伴见嗳气泛酸、恶心、口苦咽干、中脘痞闷等症状。治当苦辛通降，和胃降逆。

案例 孙某，男，45岁。2012年5月4日初诊。

患者咽部异物阻塞感1年多，曾经多家医院做电子喉镜、胃镜检查，诊为"慢性咽炎""浅表性胃炎"，长期服用消炎药、慢咽舒宁、各类含片等药物均无明显效果。询得患者咽部有异物感，吞咽不利，但进食无碍，时有嗳气泛酸、食道烧灼感、口苦咽干不甚求饮。局部检查见咽黏膜充血，后壁淋巴滤泡增生，间接喉镜下未见明显异常。舌红，苔薄黄微腻，脉弦。证属肝经火郁，脾气不升，胃失和降。治取清肝泄热，和胃降逆，苦辛通降。半夏泻心汤合左金丸加减：姜半夏10g，黄连3g，黄芩

10g，吴萸3g，干姜3g，苏梗10g，陈皮7g，茯苓10g，郁金10g，大枣7枚。

2012年5月11日复诊：药服7剂，患者咽部异物感明显好转，口苦咽干、泛酸嗳气亦改善。原方续服半月，诸症悉平。

半夏泻心汤本为小柴胡汤证因误下所致痞证而设。痞者，寒热中阻，痞塞不通，上下不能交泰之谓。今患者因情志不畅，肝失条达，肝胆火郁，胃失和降，气逆于上，故口苦咽干、嗳气泛酸、咽中不利。方中黄连、黄芩苦降，清心火，泄肝胆郁热；半夏、干姜、吴萸辛开散结以和阴；苏梗、郁金解郁和中；陈皮、茯苓、甘草理气化痰。全方寒热并用，苦泄辛开，上下疏通，咽中不适感自除。

二、复发性口疮：清上温下，乌梅丸主之

口为脾之窍，舌为心之苗，大部分口疮多从心脾积热或阴虚火旺论治，临床多表现为口干热臭、唇龈红肿、口疮表面色黄、周边红晕、舌红苔黄、脉数有力或细数、便秘溲黄等症。但也有很大一部分患者口疮长期反复发作，溃疡散在于舌边或唇颊黏膜，此起彼伏，每因劳累或受凉而发，连绵不断。其疮面色淡，周边无红晕，口不渴或口干不欲饮，长期口秒，四肢不温，大便不实或便溏，舌质嫩边有齿痕，苔薄白或白腻，脉缓。证属脾失健运，湿浊积蕴，肝胆郁热，虚火上凌清窍使然。表现为上热下

寒的格局。诚如《医学摘粹》所载："脾胃虚寒，胆火上炎而生疮。"临床采取清上温下的乌梅丸加减治疗：乌梅15g，黄连3g，黄柏10g，附片10g，肉桂6g，干姜3g，蜀椒3g，当归10g，党参10g，甘草3g。

乌梅丸是寒热并用之剂，原为寒热夹杂的蛔厥证而设，今用以治疗复发性口疮。其辨证要点如下：①口疮长期反复发作，其疮面色淡，周边无红晕者。②口不干或口干不欲饮。③大便不实，四肢不温。

吴鞠通谓："乌梅丸酸甘辛苦复法，酸甘化阴，辛苦通降，辛甘为阳，酸苦为阴，是为寒热刚柔同用，为治厥阴、防少阳、护阳明之全剂。"方中乌梅、黄连、黄柏酸苦泄热；附片、肉桂、蜀椒、干姜辛热祛寒；党参、当归、甘草益气养血补中，以防苦辛伤正。中焦寒湿既除，清阳上升，浊热得泄，则口疮复发可解。

三、耳闭、耳胀：寒热并用，和解少阳，小柴胡汤化裁

小柴胡汤为和解少阳的代表方，广泛应用于耳鼻咽喉科疾病见小柴胡汤证者。耳闭、耳胀是耳病的一个常见临床症状，存在于外耳道、中耳及内耳的各类疾患之中。少阳经脉起于目锐眦，少阳主相火，主枢机，枢机不利则耳闭、耳胀。《医林绳墨》载："耳闭者，乃属少阳三焦之经气之闭也。"《伤寒论》第264条载："少阳中风，故两耳无所闻。"系指风邪侵入少阳之经，胆火得风

邪之助，势必风火交煽，而干扰清窍。故凡外感风邪后期或急躁伤肝，肝胆火郁见两耳闭塞烘气，伴头昏目胀、口苦咽干、胸胁苦闷等症状者，均可选用小柴胡汤加减。

案例　王某，男，53岁。2011年4月6日初诊。

自觉两耳闷塞发胀，有时嗡嗡作响半年。曾多次求诊于各级医院。经检查，两侧外耳道通畅，鼓膜轻陷，微充血，运动可。声阻抗示B波。音叉试验：任内AC＞BC（双），韦伯居中。纯音测听示双侧气导在500～2000Hz，平缓下降30db。CT检查，双侧中耳、乳突及各鼻窦均未见异常。经使用消炎药、扩张血管药、神经营养药等均未见明显效果。询得患者病初曾有感冒及情绪激动史，继则头昏，两耳闭气闷胀，心烦气闷，口苦咽干。证属风中少阳之络，气机不畅。治宜疏解少阳，小柴胡汤主之：柴胡20g，黄芩10g，半夏10g，川芎15g，葛根30g，党参15g，甘草4g，生姜3片，大枣7枚。

方中柴胡苦辛微寒，味薄气升，功擅透表泄热，以疏解少阳半表之郁滞；黄芩苦寒，清泄少阳半里之热；葛根清扬升发，既能发表散邪，又能解肌舒经脉；川芎辛温升散，性善疏通，能上升头面，外达肌表，行血中之气；半夏、生姜辛散化痰散结；伍党参、甘草、大枣以扶正达邪，同时姜、枣相配以调和营卫。全方寒热并调，攻补兼施，有和解少阳、疏利三焦气机、调达上下、宣通内外、运行气血之功。

四、过敏性鼻炎：温经散寒，滋阴和阳，桂枝汤出入

过敏性鼻炎，又称变态反应性鼻炎，好发于素禀过敏体质之人，具有明显的季节性。《灵枢·口问》指出"阳气和利，满于心，出于鼻，故为嚏"，这是指正常生理而言。嚏通于心，而发于肺。心为阳脏主火，肺为娇脏畏寒。若心营有热，阴血不足以内守，肺气不足以卫外，稍感风邪异气，则营卫不和，邪正相搏，格邪外出，而表现为鼻痒多嚏、嚏声响亮、清涕滂沱的症状。鼻镜检查可见鼻黏膜充血或苍白水肿，中、下道有黏液性分泌物。对此，法当调营卫，化气以和阴阳。取桂枝汤加减：桂枝6g，白芍12g，甘草4g，苍耳子12g，木笔花12g，防风7g，细辛1.5g，蝉蜕7g，炙黄芪15g，党参15g，菊花7g，僵蚕10g，乌梅10g，五味子10g，升麻4g，生姜3片，大枣7枚，蜂蜜1匙。

桂枝汤乃滋阴和阳、解肌发汗、调和营卫之第一方。方中桂枝色赤通心，温经散寒；合芍药酸寒，益阴敛血。两者相合，一温一寒，一散一收，使表邪得解，里气以和。生姜助桂枝辛散卫分表邪；大枣助芍药以和阴血；苍耳子、木笔花、细辛辛香上行脑颠，温行水气；僵蚕辛咸，气味俱薄，轻浮上行，祛风化痰散结；菊花、防风、蝉蜕轻清升散，祛风止痒抗过敏；党参、黄芪、升麻、甘草益气健脾升清；乌梅、五味子酸涩清凉生津，敛肺和胃，与大队升散药合用，一散一收，可增强祛风抗过敏的作用。诸药共奏温经散寒、滋阴和阳、祛风散结、调和营卫的作用。

五、额窦炎：辛凉宣泄，发散火郁，麻杏石甘汤主之

额窦炎的临床特点是起病急骤，前额剧痛，其势如啄，甚于辰午之间。鼻镜检查则见鼻黏膜红艳肿胀，中道前上方有黏脓性分泌物，无腥臭。患者眼眶内上方有明显压痛，同时伴见面红、目赤、口干等症状。

风邪上受，太阳、阳明郁火勃发于内，是额窦炎初起的常见病理特征。因额窦位居诸窦之上，得清阳之气，窦口向下而利于引流，故较少罹患。因太阳之脉起于鼻旁内眦，上额交会于颠；阳明之脉起于鼻旁，交会于鼻根。故凡风邪上扰，多引动太阳、阳明火郁勃发于内，风火相搏，窦口闭塞而形成负压。治当辛凉宣泄、发散火郁，临床上常取麻杏石甘汤主之：

麻黄6g，石膏30g，杏仁10g，甘草4g，防风7g，白芷4g，薄荷7g，川芎10g，僵蚕10g，辛夷10g，苍耳子10g。

本方立意"宣散"二字。方以麻黄为君，辛温宣肺；石膏辛寒，清泄肺胃郁热为臣。一则制约麻黄性温，宣肺而不助热，二则清泄肺胃郁热从外而散，两者寒热相制为用。杏仁苦降肺气，既助石膏质重而降，又与麻黄一宣一降，相辅相成；白芷、薄荷、防风、升麻轻清升散，上行头面，助石膏散二阳火郁；苍耳子、木笔花清利头目，散风通窍；川芎、僵蚕行气活血，散结止痛；甘草调和诸药，安胃和中。全方辛凉宣泄，发散火郁，通窍散结，以达消水肿、减压、止痛的目的。

案例 陈某，男，46岁，本院职工。2011年7月21日初诊。

患者昨晚饮酒过多，酒后贪凉，今晨突然头痛，位在前额，泛泛欲吐；伴鼻塞流涕，微恶风，身热口干。检查：T（体温）37.5℃，面红，鼻黏膜充血、肿胀，中道有黏脓，两侧额窦区明显压痛，CT示两侧上颌窦、额窦密度均匀增高。舌苔薄白，脉浮微数。证属风邪上扰，二阳火郁。取麻杏石甘汤合苍耳子散出入。外治：1%呋麻液滴鼻。

上方服用1剂，即感头痛好转。连服3剂，诸症悉平。

六、干燥性鼻炎：益胃生津，降逆下气，麦门冬汤加减

干燥性鼻炎，临床并不少见，尤以小儿为多。患者常诉鼻塞、无涕，鼻腔似有异物滞留，时时用力揉鼻或做皱鼻动作，并发出吭吭之声。鼻镜检查则见鼻黏膜干燥暗红，各鼻道清晰或空旷，予收敛剂滴鼻则症状加重，同时伴见口干、咽燥、舌红苔少诸症。对此，笔者常取麦门冬汤加减，外以复方薄荷油滴鼻而获满意效果。

麦冬15g，半夏6g，甘草4g，大枣7枚，谷芽15g，麦芽15g，太子参15g，玉竹12g，花粉10g，石斛10g，五味子4g。

麦门冬汤为《金匮要略·肺痿肺痈咳嗽上气病脉证治》中治疗肺痿的主方。方中重用麦冬甘寒清润，滋养肺胃津液以清虚热；配太子参、谷麦芽、甘草、大枣益气健脾，使脾能散精上归

于肺，则肺得以养；法半夏有降逆下气的作用，与麦冬相伍，使其补而不滞，滋而不腻。药仅六味，润降得宜，养胃阴而润肺燥，亦补土生金、虚则补母之法也。

案例 王某，男，8岁。2016年4月12日初诊。

家长代诉：患儿鼻塞并时时皱鼻，发出吭吭之声两个月。曾多次使用曲安奈德、呋麻液等喷、滴鼻腔及口服鼻渊舒等药物均未见效。鼻镜检查见鼻黏膜干燥，各鼻道清晰无分泌物。舌红苔少，口唇干燥。询知患儿近半年饮食不思，喜冷饮。此乃脾胃失调，虚火上升，津液无以上承。治当益胃生津，降逆下气。

麦冬、太子参、白术、玉竹、谷芽、麦芽各10g，半夏、陈皮各6g，大枣7枚，甘草3g，7剂。

上十味煎取头、二、三汁，合并约500mL，分早中晚3次加蜂蜜一匙服下。外用复方薄荷油滴鼻，每日2次。

4月20日复诊：诉患儿鼻塞、皱鼻及吭吭之声均明显改善，拟原方续服7剂，以善其后。

七、渗出性中耳炎：健脾渗湿，化气利水，五苓散出入

渗出性中耳炎，初由风邪犯肺、肺气失宣、邪入葱笼、气机失调、痰浊凝聚而成。每发于感冒咳嗽之后期。病之初，拟宣肺化浊通窍一法，水既成，行鼓膜穿刺，每一抽获效。但不少患者往往反复发作，屡抽不涸，患者常为耳中闷塞烘气，听觉障碍

所苦。故凡耳中反复渗液，抽出积液黄色清稀，伴见烦渴、小便不利、舌苔白腻或白厚，同时排除鼻咽部占位性疾病患者均可以五苓散加减治之：白术12g，茯苓20g，泽泻10g，猪苓12g，杏仁、苡仁各10g，桂枝6g，陈皮6g，木香4g，防风、防己各10g。

五苓散为行膀胱之水而设，亦为逐内外水饮之首剂。水液虽注下焦，而三焦俱有所统。若肺失宣降，治节无权；脾失健运，水湿不化；肾阳不足以温煦，气化无力，则水液不能自行，而滞留诸窍。水为阴邪，湿浊凝滞，故一旦罹患，则缠绵不已。

方中白术、薏苡仁、陈皮、木香健脾胜湿、行气化痰，土旺则阴水有制；二苓、泽泻甘淡渗湿；桂枝辛温，能解太阳肌表，且达下焦，化膀胱之气，热主疏通，州都温煦，则寒水自行；杏仁宣肺通窍；防风、防己祛风渗湿。诸药配合，宣肺通窍，健脾渗湿，化气利水，则禹功可建。

案例 虞某，男，65岁。2017年5月20日初诊。

患渗出性中耳炎病史一年多，曾在多家医院反复行鼓膜穿刺术，并长期使用抗生素、激素口服及中耳注入；中药则多取宣肺通窍、清肝泄热的方法，虽取效于一时，但稍有感冒则发作。近日两耳又感闷塞发胀，左轻右重。

检查：两耳鼓膜内陷、混浊、运动差。音叉测试：任内两侧气导下降，右侧明显；韦伯偏右。鼻镜检查见两侧鼻黏膜肿胀，中下道有黏脓，鼻咽部清晰，颈浅淋巴未触及。CT检查，诸鼻窦、鼻咽部未见异常，声阻抗呈C波。鼓膜穿刺左、右两侧分别抽出0.1mL、0.2mL黄色稀液。舌苔薄白而腻，脉平。证属气化失调，湿浊凝滞耳窍。治当健脾渗湿，化气利水。五苓散加减7剂，次日起，每天行耳咽管吹张1次。

处方：白术10g，茯苓12g，猪苓10g，泽泻10g，桂枝6g，木香4g，防风10g。

2017年5月28日复诊：近一周，两耳闷塞感明显好转，鼓膜活动增强，听力改善，原方续服7剂。

2017年6月9日复诊：渗耳未作，舌苔白腻好转。中药原方加党参15g，10剂。随访两个月未发。

八、复发性口疮：清热生津，和胃降逆，竹叶石膏汤主之

复发性口腔黏膜溃疡病因复杂，虚实互见。多见于中土虚弱，脾失健运，同时兼有心、肺、胃等五志之火上炎所致。《伤寒论》第397条载："伤寒解后，虚羸少气，气逆欲吐，竹叶石膏汤主之。"本条叙证简略，以方测证，临床上还可见到发热汗多、心烦口渴、舌红干燥少苔、脉虚数等症。故竹叶石膏汤证的复发性口疮，其辨证要点除口疮反复发作外，当具身热汗多、心烦口渴、少气恶心、口疮表面黄而不腐、舌红干燥少苔、脉虚数等津气不足，胃热气逆的症状。其药物组成如下：

竹叶15g，石膏30g，半夏7g，西洋参7g，麦冬10g，甘草4g，粳米15g。

本方由白虎加人参汤加减而成，方取竹叶、石膏清热除烦；西洋参、甘草益气生津；麦冬、粳米滋养胃液。半夏禀一阴之气，和胃降逆，其味辛，能散阳跷之满；配合辛凉滋润之石膏、麦冬，清热滋阴中佐以辛燥，更能开胃生津。阴阳通，虚火无以上炎，以达到控制口疮复发的目的。

九、气道高反应：辛散酸收，小青龙汤首选

气道高反应（AHR）是耳鼻喉科临床常见的病证。患者常诉喉部阻塞发紧，胸闷气息不畅，时欲上逆作咯，微喘。不耐外因刺激，稍感风邪或接触烟酒等异常气味或使用空调不当则反复发作。行CT、心电图、喉内镜检查均无特殊发现。本病有一定家族倾向，受遗传因素影响。临床辨证，多属内有寒饮，外邪乘袭，肺失宣降，气机不畅。小青龙汤作为首选：

炙麻黄3g，桂枝6g，干姜4g，细辛1.5g，五味子6g，半夏10g，白芍10g，甘草4g。

小青龙汤出自《伤寒论》第40、41条，是治寒饮射肺的一张名方。不论有无表证，凡气道高敏反应，外感风邪，内有水气，出现恶寒发热、无汗、干呕不渴、咳而微喘、咽喉有紧束感、胸闷心慌等症者均可服用。

方中麻黄、桂枝解表散寒，宣肺平喘；芍药配桂枝调和营卫；干姜、细辛大辛大热，能温脾肾之阳，温化水饮；半夏蠲痰降浊；五味子温敛肺气，配白芍、甘草酸甘化阴，是散中有收，以防肺气耗散太过之弊。

案例 李某，男，50岁。2010年8月21日初诊。

患者经常出现喉中勒索感，似有黏痰附着，咯之不爽，伴胸闷、心慌等症状。曾多次在上海、南京等地医院求治，经各种仪器检查均无明显异常，诊为气道高反应综合征。昨日饮酒、抽烟过多，又加夜晚空调温度过低，以致喉中有紧束感，咳嗽微喘，胸闷心慌发作。检查：咽喉黏膜充血，电子喉镜示两侧披裂稍肿胀。CT、心电图检查无异常。舌苔薄白，脉浮紧。证属内有水饮，外感风寒。小青龙汤加减：炙麻黄3g，桂枝6g，细辛1.5g，干姜3g，半夏6g，五味子6g，蝉蜕6g，僵蚕10g，杏仁10g，3剂。

2010年8月24日复诊：服前方，恶风、喉中紧束感、胸闷心慌明显好转，舌苔薄白，脉平。拟原方去麻黄、细辛；加黄芪15g，白术12g，续服5剂。

十、环杓关节炎：壮阳补阴，引火归原，肾气丸出入

环杓关节炎的临床特点是声痛声嘶，痛有定处，偏于结喉左侧，有明显压痛；饮食无碍，不耐多言，劳则加剧，缠绵不已。

多见于教师、歌唱演员等用嗓过度者。局部检查，咽部充血不甚，间接喉镜下每见两侧披裂稍肿胀，声带表面光滑，其边缘常有一丝线状充血，发音时闭合不良。盖少阴之脉贯肾挟舌本，声痛声嘶，不耐多言，咽喉无热象可寻，唯声带边缘有线隐隐。此乃素本气阴不足，再加劳累用嗓，水亏于下，火浮于上。治取壮阳补阴，引火归原。金匮肾气丸主之：熟地黄12g，牡丹皮、茯苓、泽泻各10g，山药12g，山萸肉18g，附子、肉桂各3g。

案例 张某，男，56岁，教师。1990年5月6日初诊。

患者声痛声嘶已半年，虽长期使用抗生素及清热解毒的中成药，均无明显效果。间接喉镜下见两侧声带边缘光滑，有一丝红线。局部检查，咽喉充血不甚；结喉左侧有明显压痛，余无特殊。细询患者，喉痛甚于酉后，不耐多言，饮食无碍，口虽干但不甚求饮。同时伴见头昏、腰酸、掌跖灼热等症。根据以上辨证眼目，当属水亏于下、雷龙浮越于上。拟导龙归海法，金匮肾气丸主之。

5月14日复诊：药服7剂，声痛声嘶明显改善，效不更方。

先后服用15剂，诸症消失。

《素问·宣明五气》说："五邪所乱……邪入于阴则痹……搏阴则为喑。"《备急千金要方》说："邪入于阴，传则为痛喑。"今取六味地黄滋阴补肾，寓泻于补，三阴并治；反佐附、桂，辛甘大热，温补脾肾阳气，坎宫之火无以妄行而导龙归海。

十一、变态反应性疾患：调营和卫，扶正祛邪，姜、枣功不可没

临床上，耳鼻喉科的很多疾病都与变态反应相关，如过敏性鼻炎、过敏性喉气管炎等。风寒袭表，肺失宣降，营卫失调，本虚标实等是常见的病因病机。因此，祛风散寒、调和营卫、温阳化水、益气升清、宣肺通窍等都是常用之法，在诸多方药中均离不开姜、枣的运用。

笔者运用姜、枣，源于《伤寒论》，本人曾统计仲师《伤寒论》的113方中，生姜、大枣同用者有33方，干姜与大枣同用者3方。如桂枝汤系列诸方中，均离不开姜、枣。虽不作君臣之用，总不失辅弼之功。究其使用频率之高，可见其重要性。查：生姜辛温，入肺、胃经，能解表散寒、温中止呕、温肺止咳；大枣味甘性平，入脾、胃、心、肝经，本品质润性缓，善补脾胃，润心肺，调营卫，生津液，补阴血，缓和药性。以大枣之甘合生姜之辛，取其辛甘发散之力，达到调和营卫、扶正祛邪的目的。因姜、枣系甘温之品，故凡肺胃有热、阴虚火旺者，均当慎用。

十二、口渴：化气生津，五苓散主之

口渴是一个临床症状，引起口渴的病因很多。临床中不少苦于口渴长期不解的患者来耳鼻喉科就诊，尤其是老年人普遍存在口渴的现象并以夜晚明显。口渴与否，表现在饮水与不饮水。渴欲饮水者，多为里证、热证，其中包括外感身热而口渴者。若饮

水多而喜凉饮，为化热入里，治当清热生津或酸苦泄热、酸甘化阴。另有渴不思饮，饮亦不多或喜热汤者，为脾失运化或膀胱气化不利，湿浊水饮内阻，津不上承所致，不可清热生津，宜芳香温化、化气生津。

案例　吴某，女，72岁。2017年4月20日来诊。

患者苦于口渴1年多，手不离杯，但饮水不多，饮喜热水，曾在多家医院检查，血糖、血压、肝肾功能基本正常，服用清热、养阴、生津之剂效果不佳。诊见患者食少便溏，尿频不爽，舌淡苔白微腻，脉细弱。治宜健脾渗湿，通阳化水。五苓散加减：白术15g，泽泻10g，茯苓15g，猪苓12g，肉桂4g，7剂。

2017年4月28日复诊：药后口渴，食欲明显好转。中药原方加党参20g，陈皮7g，续服7剂。口渴、食少、便溏等症状逐步改善。

按：五苓散本为太阳病邪不解而随经入府，邪与水结膀胱，气化失职，水饮拒绝于外，既不能外输于玄府，又不能上承于口舌。今患者年老，脾失健运，膀胱气化不利，水湿内停，津气无以上承，故渴喜热饮，频饮而不多。《伤寒论》之用五苓散为太阳寒邪犯本，热在膀胱，故以五苓利水泻热，用桂枝者是宣邪而治太阳也。而本例患者乃脾虚失运，膀胱气化不利，寒水为壅。以肉桂之厚君之，虚寒之气始得运行宣泄。二证之用稍异以为辨。

十三、急性喉炎：散寒宣肺，化痰开音，射干麻黄汤加减

风寒袭肺，肺失宣降，痰凝气滞，壅塞喉间，以致突然失音、喉干作痛，强作发音则声如破竹。《灵枢·忧恚无言》说："人卒然无音，寒热客于厌，则厌不能发，发不能下，至其开阖不致，故无音。"治当宣肺散寒，化痰开音，射干麻黄汤加减。

麻黄4g，射干、杏仁、紫菀、冬花、僵蚕各10g，半夏、桔梗、蝉蜕各7g，五味子、甘草各4g，生姜3片。

案例 王某，男，35岁。2001年7月8日初诊。

因天气炎热，昨晚在空调下睡觉，今晨突然喉痛不能发音，用力发音则感喉中有痰附着，心下痞闷，声如破竹，时时呛咳。诊见患者咽黏膜充血；间接喉镜下见两侧披裂肿胀，声带微红水肿，其边缘光滑，发音时两声带运动差，不能弥合。舌苔薄白，脉浮紧。证属风寒袭肺，风痰上搏，客于会厌。治予射干麻黄汤加减。

药服3剂，患者自觉喉痛失音明显改善，能发低音，喉中黏痰附着感亦消退。间接喉镜检查：声带充血水肿好转。拟原方续服3剂，发音完全恢复。

按：射干麻黄汤为伤寒寒饮夹表邪，咳逆上气所设。今患者暑热之季，肺中有热，夜卧空调房中，风寒外袭，肺失宣降，痰凝气滞，壅于喉间，故发音不出。方中麻黄、生姜辛温宣肺散寒；射干味苦性寒，清热泻肺。两者一温一寒，一宣一泄，则肺

气通利。半夏辛温燥湿祛痰，消肿散结；桔梗宣肺散结，利咽止痛；杏仁、紫菀、冬花利肺降气；甘草清热解毒，利咽缓痛；五味子、大枣安中敛肺气。全方宣肺清热，散中有收，开中有合，肺宁痰清，失音可解。

十四、咽异感症，时时噫气：益气升清，化痰降浊，旋覆代赭汤加减

　　咽异感症是一个常见的临床症状，患者多因咽部似有异物阻塞，吞之不入、吐之不出而来本科就诊。引起咽异感症的原因很多，其症状也不尽相同。有咽中如有炙脔者，有咽干灼热如有毛刺者，有勒索发胀者，有咽中时有黏痰咯之不爽者。如此种种多与脏腑功能失调，或邻近组织罹患所影响。《金匮要略·妇人杂病脉证并治》载："妇人咽中如有炙脔，半夏厚朴汤主之。"此为七情郁结，气滞痰凝，气机不畅所致的病证。另有一种临床上常见的情况是胃气虚弱，痰浊内阻，虚气上逆所致的咽中不利，伴心下痞闷，时时噫气者，笔者多用旋覆代赭汤出入而获效。

　　案例　曹某，男，65岁。2016年3月15日初诊。

　　患者食道癌手术后半年，近两个月咽部始终有阻塞感，并觉心下痞闷，气从胃中上逆，噫气有声，其声沉长。患者精神不振，心理负担重，纳谷不香，二便如常，舌嫩苔薄白浊腻。经胃镜、CT等复查，胃、食管、咽喉均未见异常改变。证属胃气虚

弱，痰浊内阻，虚气上逆，取旋覆代赭汤加减。

代赭石30g，旋覆花、红参、半夏、枳壳、茯苓各10g，陈皮7g，甘草4g，生姜3片，大枣7枚。

2016年3月24日复诊：药服7剂，患者咽中有异物阻塞、心下痞闷感明显改善，嗳气亦减少，心情开朗许多。拟原方续服7剂。

按：旋覆代赭汤方即生姜泻心汤去干姜、黄芩、黄连，加代赭石、旋覆花而成。其心下痞硬、嗳气不除因胃虚痰阻，虚气上逆所致。以旋覆花消痰下气，软坚散结；代赭石重镇降逆，配生姜、半夏和胃化饮而消痞；陈皮、茯苓、枳壳理气化痰和中。其中半夏突出一个"燥"字，旋覆花突出一个"宣"字，代赭石突出一个"降"字，三药相伍，相得益彰。再加人参、甘草、大枣补益脾胃。诸药共奏和胃化痰、重镇降逆、安定中焦之功。

十五、急性牙髓炎：清胃火，滋肾阴，白虎合增液汤加减

急性牙髓炎是口腔疾病中较常见者，其特点为剧烈牙痛而不能定位，多在下颌一侧，甚则放射至耳颞，时痛时止，日轻夜重。牙髓炎的病因，《景岳全书》载："一曰火，二曰风，三曰肾虚。凡止三者，病治各有不同，辨得其真，自无难治之齿病者矣。"牙龈为足阳明循行之地，所以胃火炽盛便能引起齿宣、牙痛，而阳明有余者每多少阴不足之象。

案例 周某，女，59岁。2018年9月20日初诊。

牙痛持续1周，为阵发性剧痛，痛时坐立不安，位在左侧下颌沿线，涉及耳颞而无定位，每触及冷食或受凉而突然发作，夜卧时疼痛尤甚。口腔检查：牙龈稍充血肿胀，牙痛处未见明显龋齿；叩击诸齿，痛位不明显。口干，舌红，苔薄黄，脉细数。证属阳明火郁于上，少阴阴亏于下。治当清胃滋阴。白虎合增液汤出入：石膏50g，知母、麦冬各10g，熟地黄、玄参、牛膝各12g，细辛1.5g，甘草4g，3剂。

药后牙痛明显改善，舌脉如前，原方续服5剂。

方中石膏辛甘而淡，体重而降，气浮又升，其性大寒，善清肺胃之热；知母辛苦寒，既升又降，上能清肺热，中能清胃火，下能泻相火。二药伍用，具清泄肺胃实热之力。玄参苦咸微寒，壮水制火；麦冬甘寒微苦，滋养胃液。二药合用，能补、能润、能通。熟地黄伍牛膝尤能滋肾水，同时牛膝还能开泄宣通，导火下行，使胃火更迅速得到清降。细辛具香窜温热之性，气味俱厚，通精气，利九窍，其发散风寒升散力极强，有较好的通络止痛作用。以细辛之升散引石膏之寒凉，发散阳明火郁，通络止痛；配地黄之滋润，滋中寓散，求本达标。

春季几种常见耳鼻喉科疾病的辨证防治

春三月，此谓发陈，天地俱生，万物以荣。春天是一年中大好季节，春暖花开，欣欣向荣。但是，春季也是很多疾病好发的季节。春季风木当令，风为百病之长。风善行而数变，并多与寒、热、暑、湿、燥、火、痰等诸邪并行。因此，所造成的疾病多样多变，传染迅速广泛，今就春季几种常见疾病的辨证防治，谈一点临床体会。

一、上呼吸道感染：冬伤于寒，冬不藏精（阳），春必病温

上呼吸道感染是春季常见疾病，相当于中医的风温。其临床症状以身热、微恶风、咽痛、咳嗽、口渴等肺卫见症为主。严重者高热不退，咳嗽加剧，甚则发生痰热喘息、神志昏愦等危重病变，有一定传染性。

风温的病因有二。一是外因，《素问·生气通天论》载："冬伤于寒，春必温病。"张志聪说："冬伤于寒，寒气伏藏，春时阳气外出，邪随气而化热，发为温病。"吴坤安又说："凡天时晴暖，温风过度，感其气者，即是风温之邪。"明确指出"风温"是在冬季人体受寒，而天时温风过度的条件下形成的。二是内因，《素问·金匮真言论》指出："夫精者，身之本也，故藏于精者，春不病温。"意思是说，冬三月，此谓闭藏，阳气已伏，万

物潜藏，肾的精气宜藏而不泄，若冬不藏精（阳），则春必病温。

2021年冬天是1961年以来最温暖的一个冬天，人们没有感受到数九天寒地冻的过程就轻松地过来了。相应的衣服也穿得比较单薄，室内空调、户外活动、夜晚应酬增多都难免耗气伤精，同时今冬各类微生物、病毒又没有经受长期寒冻伏蛰的过程。因此，春天阳气上升，门诊中患上呼吸道感染（风温）者就特别多，而且病程也长，禽流感也时有发生。

风温为病，初起以邪在肺卫为病变中心，因风温病毒多从上受，肺位最高，邪必先伤。肺合皮毛，因而出现一系列上呼吸道感染的见症。病之初，当取辛凉轻剂，以宣散为主，切忌大剂清热寒凉之品，或滥用抗生素、激素，以免闭门留寇，延误病机。方取银翘散加减：金银花15g，连翘、豆豉、僵蚕、牛蒡子、杏仁、淡竹叶各10g，薄荷、荆芥、蝉蜕、桔梗各7g，甘草4g，苇根15g。

吴鞠通谓："治上焦如羽，非轻而不举。"方中荆芥、豆豉、薄荷解表发汗，驱邪外出；牛蒡、杏仁、桔梗、甘草轻宣肺气以除咳嗽；银花、连翘、淡竹叶清热宣透；苇根生津止渴。全方轻清宣散，风温之邪如雾霾，微风一拂而退。

加减：咽喉肿痛明显者，加玄参、射干、马勃；热盛，加生山栀、黄芩；咳甚，加防风、桑白皮。

预防：①春季乍暖还寒，昼夜温差大，要特别当心感冒，前人提出"春捂"确实是经验之谈。②外出戴口罩，避免接触感冒患者。③感冒者，饮食宜清淡，忌烟酒。

二、过敏性鼻炎：冷暖交替，营卫不和

　　过敏性鼻炎又称变态反应性鼻炎，中医叫鼻鼽，好发于素禀过敏体质之人，具有明显的季节性。春三月，午暖还寒，冷暖交替，昼夜温差大。风为阳邪，善行而数变。随着气温的升高，万物生发，空气中花粉、尘螨等异气、微生物开始复苏飘浮。若学习、工作负担重，过于劳心者，阴血不足以内守，肺气不足以卫外，稍感异气则营卫不和，邪正相搏，格邪外出而表现为鼻痒、阻塞、狂嚏不已、清涕滂沱的症状。诚如《素问玄机原病式》所谓："嚏，鼻中因痒而气喷作于声也。鼻为肺窍，痒为火化，心火邪热干于阳明，发于鼻而痒则嚏。"对此，法当调和营卫，益气固表，化气以和阴阳。

　　方药：桂枝汤合御寒汤加减。

　　桂枝、甘草、白芷、升麻各4g，苍耳子、党参、黄芪各15g，白芍12g，防风、菊花各7g，僵蚕、木笔花各10g，细辛1.5g，红枣7枚，生姜3片。

　　方中桂枝色赤通心，温经散寒，合白芍酸寒益阴敛血，两者一温一寒，一散一收，使表邪得解，里气以和；党参、黄芪、升麻益气健脾，升清化浊；苍耳子、木笔花、防风辛温气薄升浮，

祛风通窍；细辛散风温行水气，僵蚕辛咸祛风化痰散结；白芷、菊花、蝉蜕轻清升散、祛风止痒抗过敏；生姜助桂枝辛散卫分表邪，大枣助芍药以和阴血。全方共奏祛风通窍，益气固表，调和营卫之功。

预防：①凡素禀过敏体质者，尽量避免接触花粉、尘螨、羽毛、异气等过敏原。②尽量少用空调等取暖、制冷设备，避免与外界温差过大。③适当锻炼身体，增强体质。

三、鼻腔出血：风邪化燥，热伤阳络

《灵枢·百病始生》载："阳络伤则血外溢，血外溢则衄血。"《素问玄机原病式》说："衄者，阳热怫郁，干于足阳明而上，热甚则血妄行为衄也。"鼻为肺之外窍，春季阳热上升，故凡风邪上扰、化燥伤络，或肝经火郁、胃热炽盛，均可循经上灼阳络，迫血妄行而引发鼻衄。

笔者根据鼻衄患者出现的全身症状，结合出血病灶所在部位及其不同表现而综合分析处理。治疗方法是以全身辨证论治和局部治疗相结合，最常用的法则当以清热凉血止血为法。

方药：自拟鼻衄一号方加减。

玄参、生地、桑白皮各15g，黄芩、当归、赤芍、丹皮、麦冬、藕节、炒山栀各10g，侧柏炭、白茅根各12g。

肺主气，以清肃下降为顺。方中主以桑白皮配黄芩、山栀清

热泻肺；玄参、麦冬、当归、生地养阴润燥，清热止血；赤芍、丹皮凉血散血；白茅根味甘性寒，中空有节，最善透发脏腑郁热，治肺胃有热衄血。全方清中寓散，泄肺降气，养阴润燥，凉血以止血。

加减：①肝经火郁，见阵发性大量出血，面红目赤，头昏烦躁，口苦，脉弦数者加龙胆草、牛膝。②胃热炽盛，见血涌如洪，口渴欲饮，牙龈红肿、热臭，舌红苔黄燥，脉洪大者，加生石膏30g、芦芽根60g（煎汤代水）。③气血两亏，见面色㿠白，神疲乏力，鼻衄色淡稀薄者取归脾汤加减。

外治：鼻腔反复出血，利特尔区见小血管暴露者，可用烙治法。

预防：①中老年患者首先要测血压，戒烦躁，控制情绪。②检测血常规，排除血液系统疾患。③忌烟酒、辛辣食物，避免剧烈运动。

四、眩晕症：风旋于上，痰浊内扰

引起眩晕的疾病很多，其中以耳鼻喉科的梅尼埃综合征、前庭神经元炎、良性位置性眩晕等疾患最为常见。

《素问·至真要大论》谓："诸风掉眩，皆属于肝。"《诸病源候论·风头眩候》载："风头眩者，由血气虚，风邪入脑而引目系故也。"春季风木当令，故凡素禀木旺土弱者，即肝阳偏亢、脾失健运、痰浊壅滞者，稍受风邪，风阳旋于上，痰浊扰于中而突发头晕目黑、视物旋转如坐舟车、中脘嘈杂、恶心呕吐、两眼可引出自发性震颤（呈水平性或水平旋转性）。诚如《素问玄机原病式》所载："风气盛，而头目眩运者，由风木旺，必是金衰不能制木，而木复生火，风火皆属阳，阳主乎动，两动相持，则为之旋转。"治当平肝息风，化痰和胃。

方药：半夏白术天麻汤（《医学心悟》）合羚角钩藤汤（《通俗伤寒论》）加减。

天麻、半夏、茯苓、陈皮、白术、桑叶、浙贝各10g，生地、白芍、钩藤、石决明各12g，黄连3g，菊花、竹茹各6g。

李东垣有云："足太阴痰厥头痛，非半夏不能疗；眼黑头眩，虚风内作，非天麻不能除。"方中天麻合桑、菊、钩藤、石决明凉肝清热，潜阳息风；半夏、白术、陈皮、茯苓、黄连、贝母、竹茹健脾和胃，化痰止呕；白芍、生地柔肝养阴，滋液舒筋。全方扶土抑木，风平痰祛，眩晕可止。

预防：①戒急躁、烦劳。②饮食宜清淡，忌油腻、辛辣食品。

养阴法在耳鼻喉科的应用

清·怀远《医彻》谓："闻之一毫窍中，皆有生气。所云生气者，则津液也。"可见津液遍布于机体组织间，是生命活动不可或缺的营养成分之一。头面部的耳鼻咽喉诸窍无一不依赖津液的濡养而发挥其正常的生理功能，故注意保津养液是耳鼻咽喉科治疗不容忽视的一环。现将笔者运用养阴法的点滴体会介绍如下。

一、清热润燥法

凡属外感风热或嗜烟酒炙煿之品，致肺胃蕴热上侵诸窍者，每易化燥伤津，甚或灼伤阳络而引发喉痹、音哑、鼻衄、口疮等症，其治当施清热润燥法。

鼻衄案　万某，男，43岁，工人。1983年1月28日初诊。

素嗜烟酒，曾多次鼻出血，经常咽燥疼痛。今鼻衄又作，势如泉涌，乃来院急诊。其时患者面部红赤，呼气烘热，口干咽燥，便秘溲黄，脉洪大微数。此为胃火内炽，肺热亢盛，阴津暗耗，络伤血溢。治拟清热凉血，润燥生津。

处方：生石膏60g（先煎），玄参12g，麦冬10g，生地黄15g，鲜石斛20g（先煎），白茅根12g，酒炒大黄10g（后下）。1剂。

药后大便畅下1次，鼻衄渐止，唯咽干疼痛未除。原方大黄减为6g，加玉竹12g，连服10余剂，诸症悉平。

二、清疏滋肝法

肝主疏泄，内寄相火。若情志不遂，郁而化火，或引动相火，上扰诸窍，伤络耗津，可出现梅核气、耳鸣、涕中带血等症。治疗宜于清疏开郁中寓养血滋肝法。

梅核气案 葛某，女，29岁，服务员。1979年4月8日初诊。

平素多愁善感，咽中常有梗塞感，或如炙脔，或似芒刺灼痛，已历数月。刻下因郁怒而症情增剧，咽部色暗红，喉底气子如珠帘细碎不齐，舌红苔剥，脉弦。伴胸闷嗳气，肩背颈侧酸胀。此乃情志不遂，日久气郁化火，上灼咽喉。治取清泄开郁，养血滋肝，用逍遥散合一阴煎加减，并嘱怡情养性。

处方：醋柴胡1.5g，黄芩、当归、麦冬各10g，干地黄15g，白芍12g，郁金7g，青皮、合欢皮各5g，旋覆花（包）、玫瑰花、绿萼梅、生甘草各3g。每日1剂。

服药半个月，诸症渐次消退。

三、壮水涵木法

耳为肾之窍，又足少阴之脉循喉咙，挟舌本。故少阴肾水不足，致水不涵木，可出现耳鸣耳聋、眩晕、声哑、鼻槁、喉痹等症。其治应取壮水涵木法。

慢性咽炎案 邹某，男，37岁，干部。1978年2月13日初诊。

咽痛隐隐，入暮尤甚，头昏目花，腰膝酸软，耳鸣不绝一年多。曾经西医诊断为慢性咽炎、中心性视网膜炎、神经性耳鸣等，给予抗生素、维生素类药物治疗未效。检查：患者神疲，两眼眶周黧黑，咽部污红，喉底红丝如蔓，蒂丁松弛，舌红苔薄，脉细。证属水亏于下，阳亢于上。治拟壮水涵木法，用知柏地黄合二至丸加味。

处方：熟地、山药、墨旱莲、女贞子各12g，山萸肉18g，泽泻、茯苓各10g，丹皮、知母、黄柏各7g，肉桂1.5g。每日1剂。

上方连服半月，诸症向愈。

发散药在耳鼻喉科的运用要点

发散药包括发表药和散风药两个部分，其中发表药又有辛温解表和辛凉解表之分。

头面诸窍赖精气以濡养，借清空而为用。"颠顶之上，唯风可到"，故凡风邪外客，则上先受之。在头面诸窍每见鼻塞多嚏、流涕、咽痛、咳嗽、声嘶、耳痛闭塞等一系列见症。同时，邪束肌表，肺失宣降，则伴见恶风、身热、头疼、周身酸困等全身症状。

为此，病之初起，风邪初犯，若能把握病机，及时运用发散之药，往往御邪于外，一散而解，控制病邪由表向里传变，从而达到早期治愈的目的。否则，风邪久恋，往往兼夹痰湿，蕴热化火，壅滞于上而衍为险症、顽疾。笔者在临床中对如何及时把握病机，运用发散药有一些体会，今就其要点列举于下。

一、喉源性咳嗽：上焦如羽，非轻而不举

喉源性咳嗽是临床中常见病证，患者常以喉痒作咯、咳嗽痰少色白、持续不解来就诊。大多患者均有使用抗生素或辛凉清热中成药的过程。笔者认为，喉主天气属肺，肺为华盖，上焦如羽，非轻而不举。故凡外感初起见喉痒毛涩咳嗽，痰少色白而舌苔薄白，口不渴者，一般不轻用辛凉。若辛凉用之过早，必致肺气不得宣畅而咳嗽作咯，持续不解。即使病程较长，只要是未见化热化燥见症者，仍当以轻宣、清散为第一要法。自拟"宣肺止嗽方"多获满意效果。

荆芥、防风、蝉蜕、桔梗、前胡、陈皮各7g，杏仁、僵蚕、紫菀、百部、大贝各10g，马勃3g。

本方由六味汤合止嗽散出入。方中荆芥芳香而散，气味轻扬，以辛为用，以散为功；防风气味俱升，性温而润。二药相辅相成，发散上焦风邪。杏仁辛苦甘温，辛能散邪，苦可下气，温以宣滞，以降为主；桔梗、蝉蜕质轻升浮，辛开苦泄，解表利咽，以升为主；甘草补三焦之气而散表寒，陈皮理气燥湿化痰；紫菀、白前、百部温润苦降，清肃肺气，祛痰止咳。全方轻宣轻散，降气化痰。程钟龄说："本方温润和平，不寒不热，既无攻击过当之虞，大有启门驱贼之势。是以客邪易散，肺气安宁，宜其投之有效软。"

二、贝尔面瘫：病之初，祛风痰务尽

贝尔面瘫是茎乳孔内的面神经段因炎性肿胀所致的面瘫，中医学称为"口眼歪斜"。《养生方》谓"风入耳中，善令口歪"，恰如其分地指出了本病的病因。足阳明之脉挟口环唇，足太阳之脉起于目内眦，足少阳之脉循耳周颞上。风中三阳之络，痰滞其间，则阴阳偏颇，经隧不利，是贝尔面瘫初起的病机。患者多在耳部颞侧吹风着凉后骤然发病。症见患侧耳后茎乳孔下方隐隐作痛，面颊轻微肿胀；口眼歪斜在不知不觉中发现，二三天内日趋加重，以致口形、鼻唇沟偏斜；流涎，眼睑不能闭合，面颊时时挛动，舌苔薄白而腻。此时茎乳孔内的面神经多处呈水肿受压状态，压迫时间越长，其远端功能影响越大。

笔者认为：病之初，能不能及时彻底地祛风涤痰以消肿减压，将直接影响本病的病程和预后。切忌早用苦寒清热或活血化瘀等法，使风痰滞留脉络，延误病机。方选菊花茶调散合五白解痉方（自拟方）出入：川芎10g，羌活4g，菊花、防风各7g，白附子、刺蒺藜、白芷、僵蚕、胆星、赤芍、连翘、络石藤、制半夏、嫩桑枝、蜈蚣各10g，全蝎4g。

方中羌活辛温气雄而散，宣散太阳之经气；川芎入少阳经络，行气活血，散风通络；白芷芳香气浓入阳明经络，通窍止痛；菊花、防风疏散风热；白附子、嫩桑枝、络石藤、僵蚕合刺蒺藜平肝解郁，息风解痉散结，驱散络中之风痰，舒经通络；全蝎、蜈蚣搜风散结；半夏、南星祛痰燥湿解痉；赤芍、连翘清热凉血，散结消肿。诸药共奏散风通络、祛痰解痉之功。

三、智齿冠周炎并发颞颌关节炎：火郁于上，通阳散火

智齿冠周炎并发颞颌关节炎，中医称"牙绞痛"。临床表现为恶寒发热、智齿冠周红肿疼痛、同侧牙关挛急僵硬、张口受限、饮食艰难等症。每由智齿阻生，龈瓣覆盖其上，饮食残渣嵌顿，热毒蕴遏少阳、阳明之络，加之风寒乘袭而发。火郁于上，治宜清阳散火，取陈实功《外科正宗》清阳散火汤加减：生石膏30g，防风、生山栀、连翘、赤芍、牛蒡子、黄芩各10g，威灵仙12g，升麻、桂枝各4g，葱白头（连须）7枚。

方中生石膏辛寒，清肺胃实热；合升麻、防风、牛蒡子、白芷、威灵仙发散阳明之火郁、少阳之经气，消痈散结；连翘、黄芩、生山栀、赤芍苦寒轻清，活血消肿止痛。桂枝、葱白温经通脉，通阳气而散阴寒；与石膏相合，一辛温，一辛寒，通阳散火，相辅相成，发汗不过汗，清里不郁闭，以达清热消肿、温经通络之效。

四、蝶筛窦炎：浊邪凝滞，辛甘化阳

临床中筛窦炎与蝶窦炎多同时罹患，故统称"蝶筛窦炎"。蝶窦居诸窦之后而深邃，督脉系之。筛窦则介于上颌窦、额窦之

间，鼻根两侧隙缝之中，状如蜂窝，其黏膜菲薄，间质疏松。两者与脑相邻，气血薄弱。若风邪久恋鼻窍，累及蝶筛二窦，则肺气不足以宣化，脾气不足以升清，肾气不足以温煦。每导致清阳不升，浊邪不化，湿重于热，痰湿凝滞的局面。患者常以鼻塞声重，嗅觉不敏，鼻根胀闷，鼻咽部有黏液时欲下咽或抽吸，咽中异物感频频作咯等症状而就诊。局部检查可见鼻黏膜苍白水肿、筛泡变性，中道后端及嗅沟有黏脓性分泌物；CT检查示筛窦及蝶窦有密度增高影。对此，笔者常取益气升清、辛甘化阳为法。方选苓桂术甘汤（《伤寒论》）合补中益气汤加减：桂枝6g，甘草、升麻各4g，茯苓15g，白术、党参、炙黄芪各12g，僵蚕、防风、黄柏、苍耳子、辛夷花各10g，细辛1.5g。

《素问·至真要大论》载"辛甘发散为阳"，是指辛散药和甘温药合用以助阳的一种方法。苓桂术甘汤本是《伤寒论》为中焦阳虚，脾失健运，气不化水，聚湿成饮的痰饮病所设。今患者湿浊久恋清窍，清阳不升，非辛而不散，非温而不化。故取桂枝、细辛辛温发散，温阳化气；合参、芪、术、草甘温补肺健脾，益气升清，化浊通窍；茯苓甘平，淡渗利湿；黄柏苦寒，清热燥湿；苍耳子、辛夷花、防风、僵蚕疏散风邪，上通脑顶，散结通窍。全方辛甘发散，化浊通窍，"离照当空，阴霾自消"，则诸窍通利。

以上所列，仅为笔者在临床中运用发散药的一点体会。我师干祖望教授在总结其一生治喉经验时，提出治喉十六字诀："先锋解表，把守四关，虚扶险劫，脾肾先衰。"其中所谓"先锋解表"是指大多喉病之初，开始都可以用解表药来作为开路先锋。解表的含义，是把病邪推出体外，即"表而散之"。临床中常以"六味汤"为首选方，单味药则以麻黄最为神奇。干老同时指出："君不见《外科证治全生集》用于痈疽初起的方药，没有一首不是解表的。"由此可见，如何把握病机，恰当地使用发散药，在病之初，确可获事半功倍之效。辛散药多为温燥之品，不宜久用。为防过燥伤阴，使用时常合当归、白芍、地黄等滋养之品，以散中寓养，亦取"治风先治血、血行风自灭"之意。

耳鸣琐谈

《素问·经脉别论》载："一阳独啸，少阳厥也。阳并于上，四脉争张，气归于肾，宜治其经络，泻阳补阴。"《灵枢·决气》载："脑髓消，胫酸，耳数鸣。"两条经文，从不同的角度精辟地阐述了耳鸣的病因、病机、临床症状及治疗大法。笔者在长期的实践中，对经文有所感悟，并借以指导临床。今就经文所及的几个问题及本人治疗耳鸣的一些体会介绍如下。

1.何谓"啸"？这里有两层意思：一为独盛之意；一为耳中如风啸之声。

2.《说文》解释"厥"为"逆气"。张志聪注:"厥,逆也,气逆则乱。"

3.对"一阳"的理解也有两种说法。一是指少阳、胆与三焦,王冰注云:"啸,谓耳中鸣如啸声也。胆及三焦皆入耳,故气逆上则耳中鸣。"而《新校正》则认为:"疑此一阳乃二阴之误也。"故张介宾注曰:"二阴者,足少阴肾经也。独啸,独甚之谓。啸为阳气所发,阳出阴中,相火上炎,则少阴热厥而并于上,故心、肝、脾、肺四脉为之争张,而其气则归于肾,故曰独啸。"

4."脑髓消,胫酸,耳数鸣。"张志聪谓:"髓从骨空循度而上,通于脑,故有余,则自过其度矣。髓海不足,则精液竭,精液者所以濡空窍者也,是以耳为之鸣,目无所见。"由此,笔者认识到耳为肾之窍,耳蜗属髓,赖精气以濡养,故髓海不足则耳鸣。

综上所述,耳鸣的病因总由肾中真阴不足,髓海空虚,相火独盛,风旋于上;或气血逆乱,血瘀痰凝,滞留耳窍骨空之中,耳中气血相搏,虚风内动不得疏通而鸣。为此,笔者根据临证所见,在辨证分型的基础上,着眼于以下几点。

一、耳鸣治风

风既是病理现象,又是临床症状的表现。《杏轩医案》载:"草木之无声,风扰之鸣,风荡之鸣,由乎不得其平。人身之阴失其平，阳失其秘，化风盘旋，上干清窍，汩汩之声，昼夜不息，其义亦然。"故凡风邪夹痰，循经上扰；或肝胆火郁，风旋于上；或水不涵木，浮游之风循经上扰者，均可与耳内气血相搏而鸣。其常用之法有以下几个方面。

1.疏散风邪，调气开郁：耳鸣新起，鸣声沉闷，如风似雨，时感耳中闷塞闭气，呈导音性低频听力下降，拒听外来噪声或自音增强，以单侧居多。局部检查，每见鼓膜微红，活动受限。清·陈士铎《辨证录》载："耳内如沸汤之响，或如蝉鸣，此少阳胆气不舒，而风邪乘之，火不得散。"方取柴胡清肝汤加减：柴胡5g，防风7g，黄芩、连翘、生山栀、当归、赤芍、川芎、胆星、天竺黄、僵蚕、郁金、蝉蜕、京菖蒲、路路通各10g。

方中柴胡疏肝开郁，升清阳；合黄芩、生山栀、连翘清肝胆郁热，降浊火。防风、蝉蜕均是味薄气轻之品，功能上行升散风邪、火郁；当归、赤芍、川芎柔肝活血；僵蚕、胆星、天竺黄解痉祛风，散脉络之痰滞；郁金、菖蒲、路路通调气开郁。全方共奏轻散通窍，调气开郁之功。

2.重镇降逆，潜阳息风：水不足以济火，阴不足以制阳，雷龙浮越，风旋于上。其临床表现为头晕目眩，耳鸣如汽笛之声，昼夜不息；伴心烦易躁，口苦咽干，舌苔薄黄，脉弦等症。治取天麻钩藤饮合镇肝息风汤加减：天麻、石决明、白芍各12g，生地、煅龙骨、煅牡蛎、鳖甲、龟甲、珍珠母各15g，牛膝、钩藤各12g，桑叶、菊花、川贝、朱茯苓各10g，生赭石、生磁石各30g，羚羊角1g。

方中石决明、龙、牡、龟、甲、芍潜阳摄阴，镇肝息风；羚羊角、天麻、钩藤、桑叶、菊花散风清热，平肝息风；生地、白芍柔肝养血；川贝、茯神化痰宁神；大剂牛膝、赭石、磁石镇纳降逆、引血下引。全方滋水涵木，雷龙归宅以达风息鸣止。

二、耳鸣治髓

肾开窍于耳，耳蜗属髓，精气充盈其间以为听。髓海不足，则精液竭，络脉失其濡养；或相火独盛，气血逆乱于上，气滞、痰凝、血瘀髓窍、虚风内动则耳鸣。

1.助阳滋阴，益精填髓：多见于中老年人，耳鸣长期存在，如电流之声，入夜明显，听力减退于不觉之中，以骨导高频为甚；对语言分辨能力差，不拒噪声，同时伴见腰膝酸痛、头昏健忘、视物昏花、面色黧黑、夜尿频数等症。全身检查，常有高血脂、颈椎病等慢性疾病。拟狗脊补髓益脑汤（自拟方）主之：狗脊30g，熟地黄、首乌、功劳叶各12g，山萸肉、菟丝子、肉苁蓉、骨碎补、桑寄生、补骨脂、淫羊藿各15g，当归、鸡血藤、胡桃肉、知母、黄柏各10g。

方中狗脊、功劳叶、骨碎补、补骨脂、淫羊藿助肾阳，强筋骨，活血舒络；熟地黄、肉苁蓉、菟丝子、首乌、桑寄生均为补益肝肾，生精填髓之品；当归、鸡血藤养血舒筋活络；知母、黄柏坚阴润燥，泻相火；山萸肉、胡桃肉滋肾纳气，养肝益脑。全方助肾阳以通君火，滋肾阴以制亢阳，水火相济，益精填髓，髓海有余，耳窍骨空之脉络得以濡养，则耳鸣可逐步改善。

2.化瘀涤痰，通髓活络：耳为清空之窍，以通为用。十二经脉、三百六十五络的气血皆上于头面而走空窍，其别气走于耳而为听。若气血逆乱，厥逆于上，则血瘀痰凝，壅滞髓窍脉络，经气不畅而鸣。临床中暴聋耳鸣如雷或久鸣伴见耳中有闷塞之感而不耐噪音刺激者多夹瘀滞。常取化瘀涤痰，通髓活络的方法。以通窍活血汤合涤痰汤加减：当归尾、赤芍、川芎、丹参、水蛭、郁金、菖蒲、胆星、参三七、桃仁、红花各10g，天竺黄、王不留行各12g，老葱3根。

方中桃仁、红花、丹参、三七、水蛭、王不留行活血化瘀，通络生新；当归尾、赤芍、川芎养血、活血、散血；胆星、天竺黄走经络，逐痰利窍，清心解痉。郁金苦寒，行气开郁；石菖蒲辛温，芳香化浊。两者相合，豁痰开窍，醒神健脑。老葱温经通窍，以增强诸药化瘀涤痰、开郁通髓之功。

三、耳鸣治心

《灵枢·邪气脏腑病形》谓："心脉……微涩……厥……耳鸣。"《医彻》载："心寄窍于耳，凡用心过度，火为之扰。然鸣则有之，聋则未也。"故凡心阴不足，则阳不入阴，神栖于耳。临床中常以失眠多梦或寐而不寐，唧啾之声似在脑中，虚幻多变，甚则对某些音响有复制现象。同时伴见心烦、多虑、盗汗、舌红、脉细数等症状，而鼓膜等局部检查无异常，听力下降亦不明显。治宜养心安神，泻南补北。天王补心丹合黄连阿胶汤加减：柏子仁、枣仁、白芍、玄参各12g，朱茯神、远志、当归、五味子各10g，青龙齿20g，生地黄、阿胶各15g，黄连、朱灯心各3g，肉桂4g。

方中生地黄、玄参壮水制火；当归、阿胶补血滋阴；柏子仁、龙齿、朱茯神、朱灯心、远志镇心安神；白芍、五味子、枣仁收敛心气，柔肝息风。黄连苦寒，清心热，泻心火；肉桂温热，和心血，补命火。两者相辅相成，具泻南补北、交通心肾之妙。

结语

耳鸣，作为临床症状之一，存在于各类疾病之中。时至今日，其病理机制还缺乏明确的病理解剖与生理研究。笔者在长期实践中，在领悟经文的过程中，根据耳与脏腑经络的关系，以及临床伴有症状，综合辨析，在辨证分型的基础上，提出耳鸣治风、治髓、治心几个着眼点，并运用于临床，取得较好的效果。今公诸同好，以求教正。

老年性眼、耳鼻喉科常见病证辨析

《史记·扁鹊仓公列传》载："（扁鹊）过雒阳，闻周人爱老人，即为耳目痹医。"看来扁鹊是历史上最早的（公元前519年）眼、耳鼻喉科医生了，也说明老年人表现在眼、耳鼻喉方面的病证较多。根据世界卫生组织的界定，男子65岁以上、女子60岁以上即进入老年期。从1999年起，我国已进入老龄化社会。2000年11月底，我国第五次人口调查结果显示，65岁以上老人达8811万人。

《素问·阴阳应象大论》谓："年六十，阴痿，气大衰，九窍不利……涕泣俱出矣。"随着年龄的增长，人的脏腑气血日渐衰退，伴随而来的老年性疾病亦接踵而至。其中表现在眼、耳鼻喉方面的情况尤多，困扰着广大老年人，如多涕症、耳鸣、耳聋、呛咳、口干、溢泪等。这些病证虽算不上什么大毛病，不能算是一个独立的疾病。不少人认为，这是老年人衰老的正常现象，医生也感到回天乏术，不去研究它。

笔者在临床中就对老年人的眼、耳鼻咽喉的常见病证仔细辨析，并采取相应对策，从而达到改善、缓解临床症状，提高生活质量的目的。

一、多涕症

不少老年人常诉鼻中时有清涕不知不觉地淋漓自下，尤其是吃饭时，未捧到饭碗，先有清涕溢出，似檐口滴水，自觉形秽、尴尬。而平时并无鼻塞、流脓涕、头疼等"鼻炎"症状。检查鼻腔，亦无鼻黏膜充血、肿胀、苍白、变性及各鼻道有黏脓性分泌物潴留等阳性体征。既然不是鼻炎，耳鼻喉科医生也感到无从下手。《脾胃论》谓："肾水反来侮土，所胜者，妄行也，作涎及清涕，唾多、溺多而恶寒者是也。"故细询患者全身情况，多伴有入夜尿频、手足不温、畏寒等肾阳不足，摄纳无权的见症。治取温肾固涩一法。

方药：

1.缩泉丸合桑螵蛸散出入：益智仁、山药、桑螵蛸各12g，乌药、茯苓、远志、芡实各10g，山萸肉18g，太子参15g，龙骨30g。

方中益智仁温固肾气，补脾健胃；乌药疏气逐寒温肾；桑螵蛸补肾固精；太子参、山药补脾益气升清；茯苓、远志、龙骨交通心肾，安神定志；山萸肉、芡实补肝肾，敛精血，收涩固脱。全方共奏温肾健脾，益气固摄之功。

2.益智芡实糊（自拟食补方）：益智仁、芡实、山药、党参各500g，上四味蒸熟，晒干，粉碎为末，收贮。每服一匙，加红糖少许（血糖偏高者入木糖醇少许）冲服，每日2次，可长期服用。

二、耳聋、耳鸣

绝大多数老年人均难以免于耳鸣、耳聋的长期困扰，只不过程度不同而已。老年性耳聋往往是在不知不觉中日趋加重，初起听力下降不明显，总感到在很多人讲话时也听到声音，但不知道说什么，不辨其内容，也就是分辨能力差。诚如《左传·僖公二十四年》载："耳不听五音之和，为聋。"在纯音测听时，多表现为骨导高频部分下降。临床上一般将老年性耳聋分为生理性和病理性（与心血管病、颈椎病、糖尿病等有关）两种。其实两者之间是很难截然划清的。老年性耳鸣的特点为耳鸣细如蝉噪，或似电流声，一般分不清鸣声来自何耳，而在脑中，入夜尤甚，虚幻多变。《素问·阴阳应象大论》说："年四十，而阴气自半也；年五十，体重，耳目不聪明矣。"肾开窍于耳，脑为髓之海，耳蜗属髓，精气充盈其间以为听。髓海不足则精液竭，络脉失其濡养；或相火独盛，气血逆乱于上，气滞、痰凝、血瘀髓窍，虚风内动则耳鸣、耳聋。故《灵枢·决气》载："精脱者耳聋……液脱者，脑髓消，耳数鸣。"

根据老年性耳鸣、耳聋的生理病理特点，笔者制定的总体治疗方案是：助阳滋阴，益精填髓；活血化瘀，调气通窍。

1.方药

（1）早服调气通窍丸6g；晚服聪耳止蝉丸6g，淡盐开水送服。（笔者自拟方，由医院制剂室制作）

（2）食补方：核桃仁2枚，黑芝麻炒熟1匙，同服，每日1次。（消化不良，便溏者忌服）

2.导引

（1）面壁、捏鼻、闭口、摒气，同时做吞咽动作，日行2次，每次3下。

（2）两手掌心搓热，对双耳门按压，做鼓膜按摩，每次50下，日行2次。

（3）两食指按耳后乳突骨下翳风穴处，用力按压，每次50下，日行2次。

（4）两手中指置耳后乳突（完骨）上，食指复加于中指上，向下滑落弹响乳突骨，每次50下，日行2次。

3.习服疗法：是目前世界上治疗神经性耳鸣最时髦的方法。在1995年葡萄牙世界耳鸣大会上，由Hazell等人提出，其基本的观点是：不单独把内耳作为耳鸣的来源，而是将中枢听觉系统作为一个整体来对慢性耳鸣进行代偿。因此，耳鸣患者要尽量回避安静的环境，适当制作背景噪音，如轻音乐、佛教音乐、金鱼缸水流的声音等来干扰、隐蔽耳鸣声。对听觉系统重新进行习服训练，使之恢复正常。需要注意的是：习服治疗需要一定的强度和足够长的治疗时间，每天治疗要保证4～6小时，持续1～2年。同时，注意音量不要太大，只要刚好达到听阈即可。

三、呛咳

有的老年人进食不慎或接触热气、异味就易打呛，甚至咽唾、喝水也能呛咳起来。咽喉为津液、气血升降之通道，吐纳之要枢。气的运动形式是升降出入，气的升和降、出和入是对立统一的矛盾运动。这种协调平衡称作"气机调畅"，升降出入的平衡失调，即是"气机失调"的病理状态。随着年龄的增长，气不足以升清，津不足以润燥，气滞痰凝，均可致咽喉协调功能失衡；气机失调，会厌不能掩闭喉腔，异味或食物刺激声门、气管而引起呛咳。此类患者常伴有舌强、言语不利等症状，非疏风宣肺等所能奏效，宜补脾益气、豁痰开窍。

1.方药：涤痰汤加减。半夏、胆星、橘红、枳实、茯苓、人参、郁金、远志各10g，菖蒲6g，竹茹6g，甘草4g。

方中参、苓、甘草补气健脾；半夏、橘红、胆星燥湿祛痰利气；枳实破痰结，宽胸膈；竹茹清化痰热；菖蒲、远志、郁金芳香开窍，宣通心气。全方痰消火降，心窍宣通，则经络气机通畅，咽喉机枢灵敏。

2.食疗

（1）大地栗（荸荠）10枚，海蜇30g，煎汤代饮。

（2）鲜竹沥1支，口服，每日2次。

四、咽干

正常人一天唾液分泌量约为1500mL。由于各种原因引起的分泌量减少，均可导致口干咽燥，如涎腺的破坏和萎缩、神经精神因素、更年期综合征、营养障碍等。

中医对口咽干燥的辨证要领为口干欲饮或不欲饮、饮多或饮少、喜凉或喜温、气分或营分等。并结合全身其他症状综合辨析,不可一见口咽干燥即认为是热证。例如渴不思饮、饮亦不多或喜热汤者,为湿浊水饮内阻,津不上承所致。不可清热生津,相反宜芳香温化。

由于老年人的唾液腺、黏液腺逐步萎缩,因此,老年人的口干咽燥是普遍的现象,尤其是睡醒后更明显,即使饮水亦不能解渴,此常为阴虚症状之一,即《内经》所谓"嗌干,口中热如胶,取足少阴"。治当养阴润燥,健脾生津。

1.方药:参梅养阴膏(自拟方,由医院制剂室承制)。太子参、麦冬、五味子、天花粉、玉竹、石斛、乌梅、生地等。

2.食疗方

(1)葛根粉30g冲服,每日1次。

(2)气阴不足者,取太子参20g,玉竹30g,煎茶饮。

五、溢泪

泪为人身五液之一,一般情况下泪腺分泌少量泪液,大部分在眼球表面蒸发掉,另外一部分由眼睑的开闭、肌肉的伸缩、泪小管及泪囊的虹吸作用,通过泪点引入泪囊到鼻腔。当某些原因引起泪腺分泌增加,或泪道通路发生故障时,泪液则溢出睑缘,流至脸颊，此即溢泪。

中医将溢泪分为热泪和冷泪两种。所谓热泪黏稠如汤，伴目赤、痒痛、羞明等症，多由外眼炎症而引起，可按原发病治疗。宜清肝祛风，选用桑菊祛风汤：金银花15g，桑叶、菊花、当归、赤芍、防风各10g，黄连3g，草决明12g。

老年人平时外眼无红肿、倒睫、瘢痕，也不流泪，遇到冷风刺激则溢泪清冷，伴视物模糊；冲洗泪道时，泪道通畅或通而不畅，多由泪腺分泌亢进或眼轮匝肌痉挛引起，此即称冷泪。中医称泪腺为"上液道"，《内经》谓："液者，所以灌精濡空窍者也，故上液之道开则泣，泣不止则液竭，竭则精不灌，精不灌则目无所见矣，故命曰夺精。"故冷泪多为肾水不足，肝气虚弱，虚则久流不止，使人昏暗难辨物色，以致失明。治宜补益肝肾。

1.方药

（1）三子菊花饮：枸杞子、菟丝子、女贞子各12g，菊花、川芎各6g，白芷4g。

（2）菊睛丸：菊花6g，枸杞、巴戟天、肉苁蓉各12g，煎汤代饮。

2.食疗：桑椹、枸杞各20g，每日1次。

六、目昏花

老眼昏花是老百姓常挂在嘴边的话，说明老年人视物模糊或眼前云罩雾障、飞蚊飘浮是普遍存在的，只不过程度不同而已。究其原因是多方面的，其中包括眼球屈光度的改变、晶体密度的增高、玻璃体的混浊及视网膜病变等。按中医的认识，水轮为患，总不外肝肾不足、气血两亏或痰凝血瘀几个方面。

老年性白内障多发生于50岁以上，初起多无明显症状，随着病情发展，则感觉视物如在云雾之中，当发展至晶状体全部混浊，则视力乃完全丧失。目前对白内障的治疗，采取手术的方法，超声乳化、安装人工晶体技术已日趋成熟，也很安全。但也有一部分人不符合手术条件，或初起要求保守治疗者，运用中药治疗也能延缓或改善白内障的发展及临床症状。

《原机启微》认为，本病的病机是"阴弱不能配阳"，继则"相火上升，百脉沸腾"或是"肝木不平，内夹心火"等。为此，笔者临床中拟"熟地首乌汤"（熟地、首乌、黄精、枸杞、玄参、磁石等）随症加减，运用于临床，获得了满意的效果。

食疗方：首乌粉30g，开水冲服，每日1次。

玻璃体混浊分生理性和病理性两种，前者又称飞蚊症。病理性者，患者自觉眼前黑影飘浮，状如蝇翅，随眼球转动而飘动，轻者不影响视力，重者视力受到严重影响，中医称"云雾移睛"。其病因主要是由于邻近组织发生病变引起，多见于葡萄膜炎、视网膜脉络膜炎或高度近视，渗出物或出血渗入玻璃体内。

玻璃体中医称"神膏"，神膏乃肾中精气所化。当肝肾受邪或肝肾不足，不能运行精气，则浊气不降，郁滞球内而产生混浊。治以补益肝肾气血为主。

1.方药

（1）明目地黄汤加减：地黄、山药、蒺藜、枸杞各12g，山萸肉18g，石决明30g，丹皮、泽泻、茯苓、当归、白芍各10g，菊花6g。

（2）四物五子汤加减：熟地、当归、白芍、川芎各10g，地肤子、菟丝子、覆盆子、枸杞子、车前子、夜明砂、海螵蛸、昆布、海藻各12g，凤凰衣4g。

2.食疗方：取黑芝麻1000g炒熟，霜桑叶500g焙干，分别粉碎，混合，早晚各服一匙。

老年人的病证较多，以上所举仅为常见者数种。其病因不外脏腑功能衰退、脾肺肾阳气不足、精亏血少、气滞痰凝血瘀等。除药物治疗、营养保健外，戒除不良生活习惯，保持良好的心理状态，再加适度锻炼，总能却病延龄，提高生活质量。

耳鼻喉科临床中运用细辛的体会

细辛辛温，入心、肺、肾三经，具香窜温热之性，气味俱厚。功能散风寒，润肾燥，温行水气。仲景以其可透彻表里，立麻黄附子细辛汤，治少阴病始得之、反发热、脉沉者。清·汪昂认为，本品虽手少阴（心）引经药，乃足少阴（肾）本药，能通精气，利九窍。清·凌奂则谓其能宣通游风浮热、口疮喉痹，利九窍。笔者根据前人的经验，在耳鼻喉科临床中运用本品，获益颇多，今举常用数法，以求教正。

一、合麻黄：行水散结，宣通耳窍

渗出性中耳炎初期，症见耳鸣闭塞、听力下降、中耳积液清稀色白、舌苔薄白者，多由风邪客表、肺气失宣、水湿滞留耳窍所致。每以麻黄、细辛、杏仁、苡仁、防风、蝉蜕、桔梗、远志、穿心莲、黄芩、黄柏、木通等加减，方中主以麻黄宣肺通窍，配合辛散之细辛，则倍增行水散结、宣通耳窍之功。

二、配石膏：清散阳明，善发火郁

足阳明之经循鼻外入上齿，手阳明之经上项贯颊入下齿。故凡牙龈红肿、上下齿痛、昼夜不休者，多由阳明郁火勃发于内，风邪乘袭于外，风火相激所致。临证所见：偏于风火者，腮肿而热，得凉痛减，苔白脉浮；偏于胃火者，口渴臭秽，便秘苔黄，脉浮数。前者常取清阳散火汤加减；后者则以清胃散为主方。两者均以石膏为主药，意在清泄胃家实火。又有鼻渊头痛，痛在前额阳明经起始之位，其势如啄，涕多色黄者，亦以石膏为君，合苍耳子散出入。我们在使用石膏的同时，常配细辛一味，借其升散之力，协同石膏清散阳明郁热，亦为"火郁发之"之义。

三、佐地黄：滋中寓散，求本达标

齿为肾之余，少阴之脉贯肾夹舌本。故凡少阴不足，虚火上炎者，每见牙痛甚于酒后、齿根浮动、舌红苔薄、脉来细数，或咽痛隐隐、入夜增剧而饮食无碍、渴不求饮。局检咽关污红不肿，后壁气子细碎等症。方选六味地黄加玄参、牛膝、细辛等。其中六味地黄滋阴补肾以求其本，玄参滋阴降火，牛膝引火下行；细辛为肾经本药，可通精气，利九窍，散浮游之火，以治疼痛之标。全方滋中寓散，标本兼顾，而无伤阴之弊。

四、外用法：辛香通窍，散风止痛

细辛外用，历有所载，本科临床常用者有三。

1.研末搐鼻：《本草征要》谓其"辛香开窍"，本科则以细辛、薄荷、檀香各等分为末，加冰片少许，主治头痛、鼻塞、嗅觉不敏者。

2.研末擦牙：细辛含有挥发油、甲基丁香油，常用其研末擦牙，治疗风火牙痛。或以细辛5g，龙胆草、升麻、防风、甘草各10g，煎汤，俟冷含漱。

3.研末调敷：以细辛研末醋调，敷脐上，治小儿口疮。此《卫生家宝方》，其效亦佳。

五、讨论

1.细辛气厚而性烈，前人恐其燥热伤阴耗气，故多主张少用、慎用，并有"即入风药亦不可过五分，服过一钱，使人闷绝"的训戒。笔者根据前人的经验，结合耳鼻喉科的生理、病理特点，运用细辛的辛温香窜之性，或合宣通，或配清泄，或佐滋阴，扬其所长，补其所短，每获显效。

2.本草载本品与黄芪相恶，而笔者凡治过敏性鼻炎，属肺卫不固、清窍不利者，取其益气固表、辛散通窍之能，均未见不良反应。

叁

经验点滴

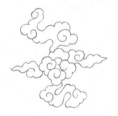

耳鸣治风

《素问·经脉别论》谓："一阳独啸，少阳厥也。"一个"啸"字形象地刻画了耳鸣的症状：耳中如风动之声，盖耳为空灵之窍，宗脉所聚，清阳交会流行之所在，故当以通为用。凡风邪夹痰循经上扰，或肝胆火郁、风旋于上，或心肾阴亏、水不涵木，浮游之虚风内扰者，均可与耳内气血相搏而鸣。现将笔者从风论治耳鸣的常用三法介绍如下。

一、疏风化痰，调气开郁

耳鸣新起，鸣声沉闷，如风似雨，时感耳中闷塞，或自音增强，以单侧居多。清·陈士铎《辨证录》载："耳内如沸汤之响，或如蝉鸣，此少阳胆气不舒而风邪乘之，火不得散。"本症每发生于感冒咳嗽后期，乃风邪入耳，气壅于上，痰滞其中。方取清神散（《世医得效方》）加减：荆芥、防风各7g，蝉蜕、木通、僵蚕、菖蒲各10g，杭菊花5g，木香、制南星各4g，郁金7g。方中荆芥、防风、蝉蜕、菊花轻散上壅之风热；木香、木通、郁金调气开郁；僵蚕、南星散脉络之痰滞；石菖蒲化浊通窍。全方具轻散通窍，调气开郁之功。

二、平肝息风，重镇降逆

素本木旺或恚怒伤肝，则肝胆郁热、风火夹痰循经上扰耳窍而鸣。临床以鸣声高亢，似汽笛长鸣或如机器喧嚣；常伴烦躁易怒，面红目赤，口苦咽干，头晕目眩为其特征。治当平肝息风，重镇降逆。羚角钩藤汤（《通俗伤寒论》）加减：羚羊角粉0.6g（分2次吞服），钩藤12g，菊花、桑叶、朱茯神、大贝母各10g，白芍20g，生地15g，石决明15g，丹皮7g，代赭石、紫石英、磁石各30g。方中羚羊角、钩藤、桑叶、菊花凉肝息风；丹皮清肝凉血；白芍、生地柔肝养血；大贝母、朱茯神化痰宁神：代赭石、紫石英、石决明、磁石重镇降逆，平肝息风。

三、滋阴养血，潜阳息风

水不足以济火，阴不足以制阳，思虑烦劳或房事过度，均可导致精血亏损，心肾阴虚，五脏虚火内动，浮越于上，耳中如秋虫唧唧，昼夜虚鸣不已。《冯氏锦囊秘录》载："高龄之人，肾水已竭，真火易露，故肾中之气易出难收，浮越于上窍，窍内有声如蛙鼓蚊锣。"其临床表现除耳鸣外，常伴头晕目花、五心烦热、惊惕肉瞤、失眠健忘、腰酸梦遗等心肾阴虚、虚风内动的症状，治取三甲复脉汤合耳聋左慈丸加减：干地黄15g，当归、白芍、麦冬、茯神、泽泻、五味子各10g，青蒿、阿胶各12g，丹皮7g，山萸肉、酸枣仁、炙鳖甲、龟甲、煅龙骨、煅牡蛎各15g，磁石30g。全方具有滋阴养血，潜阳息风之功。

四、病案举例

潘某，男，27岁，工人。1996年8月17日初诊。

患者因躁烦，于1周前上午9时突然头晕恶心，左耳内似机器轰鸣，听力骤降，即往某医院求治。经电测听检查：左耳骨气导250～400Hz，平均下降80db，即诊为突发性耳聋。给予血管扩张药、能量合剂等药物治疗1周，诸症无明显改善而来诊。患者除耳中喧嚣不已外，伴心烦易躁、头昏胸闷、口苦咽干，检查两耳鼓膜色泽、标志正常，活动可。音叉试验，任内左侧气导＝骨导＝0，韦伯偏右；电测听检查结果与上述相同。舌苔薄黄，脉弦微数。证属肝郁化火，风阳夹痰上扰。治取平肝息风、重镇降逆为法，拟羚角钩藤汤加减。原服西药维持。

中药服5剂，耳鸣日趋改善，听力逐渐上升，余症悉减。原方续服10剂，耳鸣消失，电测听检查左耳500～1000Hz，上升20db；右耳2000～4000Hz，平均上升15db，与对侧耳听力线基本持平。

耳鸣治心

本文所述之耳鸣是指患者自觉耳内或脑中有鸣响，而周围环境中没有相应的声源存在的一种主观感觉，即不包括来自身体其他部位的声音，例如血管的搏动声、腭或咽喉诸肌阵挛的卡嗒声、咽鼓管异常开放所听到的呼吸声等所谓的"他觉性耳鸣"。

《灵枢·脉度》载："肾气通于耳，肾和则耳能闻五音矣。"《灵枢·海论》指出："髓海不足，则脑转耳鸣。"两条经文从不同的角度阐述了听觉与耳鸣都和肾、脑髓有着密切的关系。所以，千百年来的方书中治疗耳鸣也多是从补肾益髓或滋水清肝的方法入手，如"耳聋左慈丸""六味地黄丸"等都是首选的成药。

历代对从"心"治疗耳鸣的论述较少，《灵枢·邪气脏腑病形》首先指出："心脉微涩为血溢、维厥、耳鸣、颠疾。"《医征》中亦载有："心寄窍于耳，凡用心过度，火为之扰，鸣则有之。"

为此，我师干祖望教授根据前贤的理论，首倡"耳鸣治心"之说，并广泛运用于临床。笔者在多年的临床实践中，秉承干老的学术思想，进一步加深了对内耳听觉与心肾的体用关系，以及心血不足对耳窍微血管病变的影响等问题的认识，并在临床中采取相应的对策，取得了较为满意的效果。这里笔者总结出以下几点看法，供同道商讨。

一、从心肾与内耳听觉的体用关系来治疗耳鸣

范缜在《神灭论》中谓："形者神之质，神者形之用。是则形称其质，神言其用，形之与神，不能相异。"笔者体会，耳为

肾窍，借精髓为体，赖神明为用。肾藏精，精能生髓，髓从骨空循度而上，通于脑。脑为髓海，耳窍赖精髓以濡养，故精髓是耳听觉的基本物质。

心主神明，为人体生命活动的主宰，脑为元神之府，精为神之宅，神为精之象，故心神是听觉的功能表现。若髓海不足以养体，加之思虑过度，心火灼脑，神不守舍，则神栖于耳、声闻于外而为之鸣。其临床特点多表现为耳鸣成年累月，似在脑中，如电流之声或秋虫唧啾，变幻莫测，甚则对某些音响有复制现象，耳中无闷塞等异常感觉，对噪音无影响；同时伴见失眠多梦、心烦不宁等症。治取双相调节，泻南补北。天王补心丹主之。

案例 钟某，女，56岁。2012年11月5日初诊。

患者两耳蝉鸣3个月，时如蚊阵缭绕或如秋虫远噪，似在脑中，心烦多梦，夜不成寐。同时伴见视物昏花、头昏腰酸、精神不振等症状。检查：两侧外耳道清洁，鼓膜标志正常。音叉试验：任内AC>BC；韦伯居中。电测听：两耳骨、气导曲线2000～4000Hz，下降30～40db。血压：140/90mmHg，血脂偏高，舌红苔薄，脉细微数。

《百病辨证录》载："耳闻风雨之声或鼓角之响，人为肾火之盛也，谁知是心火亢极乎？"患者龄届花甲，肾气不足固然，加之近数月琐事心烦，以致坎水不足于下，离火炎炎于上，心肾失交，阳不入阴，神栖于耳而蝉鸣不已，头昏、目花、心烦、不寐并见，治宜泻南补北：

小生地12g，柏子仁12g，酸枣仁15g，天冬、麦冬各10g，当归10g，五味子10g，朱茯神10g，珍珠母30g，灵磁石30g，玄参12g，远志10g，丹参10g，灵芝10g，朱灯心1扎。7剂。

11月13日二诊：患者心烦失眠明显改善，已能入睡，耳鸣偶有减轻，精神状况好转，所好饮食尚可，小溲微黄。药证已符，原方续服10剂。

11月24日三诊：耳鸣明显改善，有时不注意时也感觉不明显，舌红稍淡，患者不想煎药，取丸方"聪耳止蝉丸"（本院制剂室自制方），每服6g，日三服。

2013年5月3日：患者诉自服丸方3个月，耳鸣、失眠日渐改善，近日因心烦又有些蝉鸣，要求予丸方续服。

柯韵伯曰："心者主火，而所以主者神也，神衰则火为患，故补心者必清其火，而神始安。补心丹用生地为君者取其下，足少阴以滋水为主。水盛可以伏火，此非补心之阳，补心之神耳。"

方中生地滋肾水，清心安神；柏子仁、灵芝养心安神；酸枣仁、五味子收敛心气，补心安神；二冬清气分之火；丹参清血分之火。以参、苓之甘补心气；玄参之咸、当归之甘补心血；更加远志、磁石、灯心祛痰开窍，宁心定志。全方滋肾水以益精填髓，清心火以安神定志，心血足则神自藏，神安耳不妄闻矣。

二、心气不足是耳窍血脉致瘀的主要因素

心主血脉，心主阳气，为阳中之太阳。心的阳气能推动血液循环，是全身供血的原动力。故手得血而能握，目得血而能视，耳得血则能听。耳窍的体用功能除依赖精髓的濡养外，供血的充沛也是保证其神用的主要因素。笔者体会，瘀血可见于五脏六腑，但重在心脏。若心气不足，血脉推动无力，血流缓慢，血液滞留脉中为瘀，耳窍血脉失养，血虚生风，风动则耳为之鸣。故《灵枢·邪气脏腑病形》载："心脉微涩，为血溢、维厥、耳鸣、颠疾。"其临床表现为耳中嗡嗡之声，音调低沉，起病缓慢，时轻时重。耳中时时闷塞，但鼓室无负压。同时伴见手足麻木，头晕目花，舌淡或紫暗苔薄，脉弱或细涩。治当益气补心，活血化瘀。养心汤（《仁斋直指方论》）合通窍活血汤（《医林改错》）加减。

案例 笪某，男，63岁。2007年8月3日初诊。

患者两耳重听，耳中有嗡嗡之声近两年，初起并不明显，后日趋加重，左重右轻，时有闷塞之感；同时伴见头昏，偶有晕感，手足麻木，颈部背着，劳则心慌气闷。检查：面色不华，两侧外耳道清洁，鼓膜轻陷，活动可。音叉：两耳任内 AC>BC，韦伯居中。电测听：两耳骨、气导曲线高频下降40～60db，脑、耳部CT、心电图大致正常，血压：130/85mmHg，颈椎片示生理弧度变直，第四、五、六椎间隙狭窄退变。舌淡苔薄，舌底脉络紫暗，脉细。

辨析：心主血脉，心气不足，推动无力，血流缓慢，日久瘀滞不畅，诸窍不荣，手足麻木，内耳供血不足，血虚生风，虚风内动则心神不用，耳鸣不已。拟益气养荣，活血通络为法：党参20g，炙黄芪20g，炙甘草10g，仙鹤草15g，葛根15g，当归10g，制首乌12g，川芎10g，桃仁10g，红花6g，水蛭10g，柏子仁12g，茯苓、茯神各10g，半夏10g，远志10g，王不留行12g，五味子6g，肉桂4g，参三七3g（分吞）。嘱：颈部牵引，每日1次。

2007年8月11日二诊：药服7剂，头昏、手足麻木明显改善，耳中嗡嗡声亦偶有间断，舌脉如前。拟原方加鸡血藤10g，7剂。

2007年8月18日三诊：耳鸣明显好转，心慌气闷消失。效不更方，原方续服。

2007年9月5日四诊：前后服药30余剂，耳鸣不注意时已不明显，全身状况好转，取丸方调气通窍丸（本院制剂室制剂），每服6g，日三服，以求缓图。

养心汤出自《仁斋直指方论》，功能壮心阳、补心血、安神定志。方中参、芪、仙鹤草、甘草强壮心气；葛根升发清阳之气，扩张心脑血管，改善循环；归、芎、首乌养心补血和血。加入活血化瘀通络的桃红、水蛭、王不留行、参三七等，与当归、首乌合用，化瘀而不伤正，补血而不腻滞；与参、芪、仙鹤草同行，则更增强了化瘀通络的推动力。

全方既能壮心气以溶栓通脉，又能养心定志以安神。对心气不足、血脉瘀滞的耳鸣很是适用。

三、君相火郁，痰火厥逆于上，壅滞经脉，内扰神明则耳鸣

《素问·经脉别论》载："一阳独啸，少阳厥也；阳并于上，四脉争张，气归于肾。宜治其经络，泻阳补阴。"张介宾注曰："独啸，独甚之谓。啸为阳气所发，阳出阴中，相火上炎，则少阴热厥而并于上。故心、肝、脾、肺四脉为之争张，而其气归于肾，故曰独啸。"

心为君主之官，主神明；肝为将军之官，主疏泄。思虑过度，心阴受斫，则离火上炎，情志不畅，肝郁化火，则多逆。心为君火，肝属相火，心火动则相火随之而动，木旺乘土，脾失运化，津液凝滞不行，聚而生痰，痰浊随火厥逆于上，壅滞髓窍脉络，内扰神明而为之鸣。

其临床多见耳鸣高亢，或如雷雨之声。耳中时有闷塞之感，听噪音则心烦不能耐受。同时伴见胸闷、烦躁、头晕目胀、失眠多梦、咯痰黄稠、口干、便秘、溲黄、舌红苔黄腻、脉滑数等症。治宜清火降逆，豁痰通窍。取清火豁痰汤（《杂病源流犀烛》）加减：黄连3g，黄柏10g，山栀10g，连翘10g，赤芍10g，陈皮10g，半夏10g，茯苓10g，胆星10g，枳实10g，郁

金10g，远志10g，天竺黄10g，沉香3g，菖蒲10g。

方中黄连清君火，黄柏泻相火，山栀解三焦之火郁而清心除烦，君相之火得以清降，则火不炎上。连翘轻清上浮，泻心火，破血结，善走上焦；赤芍清热凉血，活血散瘀。二药参合，宣导十二经脉气滞血瘀。陈皮、半夏、茯苓燥湿祛痰，健脾和胃；枳实、沉香利气宽胸降逆；郁金既行气分，又走血分，功能行气解郁，凉血清心；远志散郁化痰，宁心安神；菖蒲开窍豁痰，醒神健脑。三者相合，具开窍启闭宁神之用。胆南星清化痰热，走经络，祛风镇惊；天竺黄功专逐痰利窍，清热祛风，凉心定惊。如此君相火降，痰消结散，经脉气机通畅，则厥逆自平，心安神宁。

案例 陈某，女，54岁。2006年5月9日初诊。

耳鸣五月，起于家中突发事故，骤然而起。两耳如雷声轰鸣，昼夜不息，耳中时有闷塞感，惧噪音刺激；伴心烦、胆怯、夜不成寐、噩梦频频。诊得患者表情迟钝，寡言少欢。两耳鼓膜正常；音叉试验：任内AC>BC（双），韦伯居中。电测听曲线双耳骨气导下降不明显。舌红苔黄腻，脉滑微数。

辨析：患由思虑伤心，急躁伤肝。君相之火夹痰浊厥逆于上，壅滞耳窍脉络，内扰神明，神栖于耳，故耳鸣如雷、神志模糊、心烦胆怯。《明医杂著》卷三载："耳鸣证，或鸣甚如蝉，或左或右或时闭塞，世人多作肾虚治，不效。殊不知，此是痰火上升，郁于耳中而鸣。"

治取：清火降逆，涤痰开窍为法。清火涤痰汤加减（上方加玄明粉3g，分冲），并嘱其家属做好宽慰、疏导工作。

2006年5月16日二诊：药服7剂，患者神情明朗许多，能与家人语言交流，夜寐稍安。大便通畅，唯耳鸣改善不明显，舌脉如前。拟原方去玄明粉，续服7剂。

2006年5月24日三诊：精神状况又明显好转，耳鸣声稍有减弱，舌苔薄黄，脉滑。中药原方续服7剂。

根据病情，先后调整服用中药50多剂，耳鸣日趋平息。偶因烦劳轰鸣也有反复，予调气通窍丸长期服用。

结语

笔者通过长期临床实践，从心肾与内耳听觉的体用关系，以及心主神明、心主血脉等方面，认识到心神紊乱是产生耳鸣的重要因素，并将"耳鸣治心"的理论广泛运用于临床，取得了较好的效果。

耳石症证治

一、概述

耳石症又叫良性位置性眩晕（BPPV），是耳鼻喉科常见的疾病。其主要症状，是当头部迅速运动至某一特定头位时，出现短暂阵发性发作的眩晕和眼震，并伴见恶心、呕吐。其发病突然，持续时间短，通常不超过一分钟，而且一般不影响听觉，出现耳鸣。本病女性多于男性，有一定的家族史。可为原发性，也可为继发性。其主要危害可影响运动平衡，造成消化系统不适，并可导致精神障碍。Barany于1921年首先报告本病。1980年Epley提出了管结石理论，并以手法复位取得良好的效果。

　　说到耳石症，我们首先要了解耳朵的功能。人的听觉功能主要靠耳朵，这是大家都公认的，人们常用的歇后语就是"聋子的耳朵——摆设"。耳聪目明是一个健康人的主要标志。但是耳朵的另一个重要功能是大多数人所不了解的，那就是平衡觉。人的平衡感觉，走路稳不稳，主要靠耳朵的平衡觉。正常人平衡的维持有赖于耳前庭系，以及肌肉、肌腱、视网膜、耳蜗、内脏、皮肤、关节等处的感受器。在这些器官中，以前庭系最为重要。前庭系包括末梢及中枢两部分，前者有半规管、椭圆囊、球囊及前庭神经，后者有前庭神经核、前庭皮层中枢及两者间的中枢联系。半规管的壶腹嵴和耳石器的耳石斑的感觉细胞都是一种机械感受器，一旦前庭机能发生障碍或受到非生理性刺激，就将发生异常反应，表现为体位调节障碍（平衡失调）、视线调节障碍（眼球震颤）、自觉空间定位障碍（眩晕）等。又因前庭神经核与植物神经系有密切关系，故此时常可出现恶心、呕吐、面色苍白、唾液增多、出汗、心悸等症状。目前耳石症的发病机理主要包括两种学说：一是壶腹嵴顶结石学说，由于变性的耳石碎片从椭圆囊中脱离，附着于半规管的壶腹嵴顶，引起内淋巴与壶腹嵴顶密度不同，从而使比重发生差异，导致壶腹嵴对重力作用的异常感知，引起眩晕。第二是半规管结石学说，即各种原因导致耳石脱落，或变性的耳石聚焦于半规管近壶腹处。当头位移至激位时，耳石受到重力作用，向离壶腹方移动而形成离壶腹内淋巴流，使嵴顶产生移位而引起眩晕及眼震。耳石复位法治疗耳石症正是基于上述两种假说的基础上，通过手法让患者按照顺序改变头位，使半规管内的结石向重力方向移向总脚进入椭圆囊，从而减轻至完全解除症状。在临床研究中发现，后半规管耳石症最为常见，这是由于半规管的位置不同所致。在站立位，后半规管位于整个前庭的后下位置，耳石移动时比较容易落入前庭的后面和基底，即后半规管所在。而上半规管的后臂直接与总脚和前庭相连，使得上半规管的结石多可自行排出，故上半规管的结石症很少发生。

二、耳石症和其他疾病引起眩晕的鉴别

耳石症是指头部迅速运动至某一特定头位时出现的短暂阵发性的眩晕和眼震。其持续时间一般不超过一分钟，可伴见恶心呕吐。迷路性眼震常为水平而略带旋转的混合性眼震，眼震的方向

始由向患侧变为向健侧，以后不再改变方向。本症是一种具有自限性的周围性前庭疾病，一般不出现耳鸣和听力下降的症状。当与临床中常见的几种疾病相区别。

1.耳眩晕症：又称梅尼埃综合征。本病具有典型的症状，其特点为突然发作，天旋地转或自身旋转，身体向一侧倾倒，目系急并伴见耳鸣、耳聋，或有恶心、呕吐、出冷汗等症状。一般单耳发病，每次发作可持续数分钟、数小时或数天，甚至可达数周。发作时，症状迅速达到高峰，以后逐渐减轻，几乎不知不觉中消失。发作次数与间歇期的久暂各人不同，重者可一周发作数次，轻者间歇期长达数月或数年之久。但随着发作次数增多，前庭功能还可恢复正常，而耳蜗机能多不能恢复，听力也逐步下降。表现为一侧性、进行性、起伏性，最后属持续的耳聋。

2.前庭神经元炎：也称病毒性迷路炎。其临床特点是先发热、恶风、自汗，接着头晕目花、物倒身旋、站立不稳，而无耳鸣、耳聋；眩晕在数小时内达到高峰，数日后逐渐消失；此后则出现转头时头昏，持续数周或数月。

3.突发性耳聋：又称暴聋。发作前常无明显自觉病因，有明显的发作时间，有时发生于睡眠中；耳聋发生于一瞬间，不超过48小时，耳聋即达到高峰。突发性耳聋为原因不明的感觉神经性耳聋，同时伴见严重的眩晕、耳鸣、恶心、呕吐；单侧或双侧听力损失以高频为主，常达30分贝以上，甚至全聋。病变极少反复发作，但一次发作可遗留永久性耳聋和长期耳鸣。

4.颈症候群和血管性眩晕：过去认为，颈症候群乃颈椎的骨质结构发生病变所引起，故称颈椎症候群。现多数学者认为，凡构成颈椎这个复杂系统的任何组织，如肌肉、韧带、神经、血管等发生病变，均可出现颈症候群症状，以头疼、眩晕、耳鸣及咽部症状为主。典型的头痛以枕部为中心，向顶部、额部、眶后、耳部或向项部、肩、背甚至上肢放射。当颈部发生病变时，神经和血管均可受到影响，发生血管狭窄及痉挛而使前庭系缺血，引起眩晕。其眩晕可表现为各种形式：当头部突然转动或处于一定头位时，发生短暂的（数秒至数分钟）不稳感或摇摆性眩晕；有时发生旋转性眩晕，如为时较久，则与膜迷路积水、前庭神经元炎较难区别。眩晕时可伴恶心、呕吐或一过性黑矇。颈部检查：枕外隆突下方有压痛点，棘突间及椎旁可能有深部压痛，项肌紧张僵硬，头及颈部运动受限，均以一侧为重；X线颈椎拍片很重要。

三、耳石症证治

耳石症的临床症状，主要是头位迅速改变时出现短暂眩晕、眼球震颤，在中医属"眩晕"的范畴。古人在长期的临床实践中观察到眩晕和眼震同时出现的情况当责之肝、脾，在标属于风、痰。凡中气不足、清阳不升，则土虚而木摇，风阳夹痰；或肝阴不足，虚阳上扰，风旋于上。《素问·至真要大论》载："诸风掉眩，皆属于肝。"《诸病源候论·风头眩候》载："风头眩者，由血气虚，风邪入脑，而引目系故也。五脏六腑之精气皆上注于目，气血与脉并上系，上属于脑，后出项中。逢身之虚，则为风邪所伤，入脑则脑转而目系急，目系急，故成眩也。"《素问玄机原病式》载："风气盛而头目眩运者，由风木旺，必是金衰不能制木，而木复生火，风火皆属阳，多为兼化。阳主乎动，两动相持，则为之旋转。"由此可见，耳石症的病因病理多为中气不足，清阳不升，风阳夹痰，土虚而木摇；或血阴不足，木失所养，肝风内动，风旋于上，损害脑脉，经气不畅，筋脉挛急，导致头晕目眩、眼球震颤。治当扶土抑木，养血柔肝，化痰升清，息风解痉。方取羚羊钩藤汤加减（自拟方）：羚羊角2g，天麻10g，钩藤10g，桑叶10g，菊花6g，石决明15g，茯神10g，竹茹6g，生地12g，白芍12g，珍珠母15g，白术10g，半夏10g，川贝10g，陈皮10g，甘草5g，黄连3g。

方中羚羊角、钩藤、桑叶、菊花凉肝清热息风；用白术、半夏、陈皮合天麻健脾化痰，息风定眩；贝母、茯神化痰宁神；黄连、竹茹配半夏、陈皮、甘草和胃止呕，除烦通络；白芍、生地滋阴养血柔肝；石决明、珍珠母平肝潜阳。

另外本人自拟天麻菊花茶：天麻10g，钩藤10g，陈皮6g，菊花4g。泡茶代饮，每日1剂。

四、耳石症外治法

耳石症的外治法又叫手法复位法，是目前临床上最常用的方法。1980年由Epley提出了管结石理论，并以手法复位取得良好的效果。现介绍如下：

患者取坐位，头向患侧转45°，保持该头位，使患者快速躺下，头悬30°；之后经过中度头伸位，头缓慢向健侧旋转45°；然后患者身体旋转呈侧卧位，同时头向下旋转45°；最后缓慢地回到坐位，同时头前倾30°。每个体位保持1～2分钟，并观察其眩晕、眼震至消失。未完全改善的患者，间隔2～3天重复此过程，直至眩晕及眼震完全消失。此手法治疗结束后，嘱咐患者在48小时内尽量保持直立头位，避免头部前倾和后仰动作；睡眠时，取半卧位，并垫高头部，48小时后恢复正常活动，70天内患者避免侧卧位。治疗2周后复查。本法在临床中的总有效率达到89.5%，其中有50%的患者经复位后症状完全消失。

耳石症是自限性疾病，多数患者的症状持续数周至数月后可自行缓解。

鼾眠辨析

鼾眠是一个综合性的临床症状，具有一定的普遍性，60%～70%的成年人都存在不同程度的打鼾问题。一般不影响正常生活，严重者则鼾声如雷；同时伴见频繁的呼吸窘迫，人从憋气中惊醒，白天出现昏沉、困倦、头重、嗜卧（瞌睡、打盹）、记忆力下降等症状。日久则可造成心、肾、脑血管等全身器官损害，而引起高血压、冠心病、各种严重的心理失常、充血性心力衰竭、脑卒中等严重的并发症。

引起鼾眠的原因是多方面的，咽喉是清浊吐纳之通道、气血上下之要冲。若心不足以任物、肾不足以温煦、脾不足以升清、肺不足以宣降，则湿浊不化，痰浊壅滞，气滞血瘀，神明不用，枢机不利，而体态丰腴，上实下虚，气道狭窄，软腭松弛，舌根后坠，致气息不畅、鼾声如雷；甚则会厌压迫声门，气息上下不能续接，鼾声暴停，憋气惊醒频繁而危象立见。

近年来，本人对鼾眠患者的临床表现综合辨析，并予分型论治取得满意的效果，其体会如下。

一、证候辨析

鼾眠综合征的主要临床表现辨析如下：

1.打鼾：俗称打呼噜，是指患者在入睡状态下，其上呼吸道的任何部位因机械性阻塞或功能不良，气流受到阻滞、颤动而发出有节律的呼噜声。《素问·逆调论》载："夫起居如故，而见有音者，此肺之络脉逆也。络脉不得随气上下，故留经而不行，络脉之病人也微，故起居如故而息有音也。"这是指单纯打鼾的病理情况。何为"息"？一呼一吸谓之息，即呼吸之义。文中虽未指明鼾眠之称，而息有音者即为打鼾。《诸病源候论》卷三十一载："鼾眠者，眠里喉咽间有声也，人喉咙气上下也，气血若调，虽寤寐不妨宣畅。气有不和，则冲击喉咽而作声也，其有肥人眠作声者，但肥人气血沉厚，迫隘喉间亦作声。"这些文字充分阐述了鼾眠的病因及病理机制。

2.憋气：是鼾眠综合征的一个严重症状。患者熟睡时，鼾声暴停，人从憋气中惊醒，频繁而作，一夜可达30多次，每次呼吸暂停长达10秒钟以上。《内经》谓："诸气膹郁，皆属于肺。"肺主一身之气，咽喉为气机升降之枢纽，一旦肺失宣降，痰气壅滞，枢机不利，则呼吸窘迫，甚至停顿憋气。张从正《儒门事亲》载："咽以纳物，故通于地。会厌与喉上下以司开阖，食下则吸而掩，气上则呼而出……相交为用，缺一则饮食疲而死矣。"脾主运化，为气血生化之源，全身之肌肉赖水谷精微的营养，脾虚则肌肉体松弛无力，甚至痿废不用。运化无力则精气无以上承，聚湿生痰，气机不畅，痰浊壅滞，经脉不用，则软腭、舌肌松弛，塌陷后坠，压迫会厌，掩盖声门而气息不能接续，频繁憋气惊醒。

3.嗜卧（瞌睡、打盹）：头重、困倦、嗜卧（瞌睡、打盹）是鼾眠者的普遍现象，夜卧鼾声如雷，频繁憋气惊醒，睡眠不实多梦，白天则头重、困倦、嗜卧（瞌睡、打盹），无论什么场所、什么体位，都能随时处于浅睡眠状态而打盹，鼾声大作。《杂病源流犀烛》载："多寐，心脾病也。一由心神昏浊，不能自主；一由心火虚衰，不能生土而健运。"《诸病源候论》卷二十一指出："脾胃虚弱，不能传消谷食，使脏腑气痞塞，其状令人食已则卧，支体烦重而嗜卧是也。"李东垣在《脾胃论·脾胃盛衰论》中也认为："脾病则怠惰嗜卧。"心主血、主神明，脾主运化。由此可见，鼾眠者白天头重、困倦，肥胖、瞌睡（嗜卧），多由脾胃虚弱、湿浊不化、心阳不振、气血不足、痰浊内阻、蒙蔽清阳所致。

4.夜尿多：小便频数的原因大致有二，一属湿热下注，一属下虚不固。大凡湿热下注者，必短而涩，不分昼夜；下虚不固者，小便通畅或余沥不尽，夜尿偏多。《诸病源候论》载："小便数者，膀胱与肾俱虚，而有客热乘之故也。"鼾眠症导致的夜尿增多，多无小便赤涩等湿热下注的见症。主要由肺失宣肃，脾失健运；肾阳不足以温煦，气化不利，膀胱失约，不能制水所致。

二、体用辨析

体是形质之称，用是作用、功能。范缜在《神灭论》中说："形者神之质，神者形之用。是则形称其质，神言其用。形之与神不能相异。"李东垣在《脾胃论·五脏之气交变化》中说得更清楚："鼻乃肺之窍，此体也；其闻香臭者，用也。"由此可见，

器质性疾病属体，功能性疾病属用。故凡因机械性的阻塞引起
的气息出入受到阻滞而引起鼾眠者都属体的范畴，其中包括鼻
中隔偏曲、鼻甲肥厚、鼻腔、鼻咽部的新生物（鼻息肉、肿瘤
等）、增殖体肥大、肥大的扁桃体、咽后壁淋巴滤泡增生、软腭
松弛、悬雍垂过长、舌根部乳头增生及后坠、咽腔组织肥厚、间
隙陕小、会厌囊肿等影响气流上下通畅的机械性原因，都属体的
范畴。另有一部分鼾眠的患者，局部检查鼻道通畅，鼻咽、口咽
无组织增生及新生物，软腭、悬雍垂亦未见明显松弛下垂，气流
无机械性阻滞。其临床表现为体态虚浮，面色无华，鼾声沉闷，
憋气频作，夜尿增多，白天困倦，头重胸闷，哈欠连连，瞌睡打
盹。虽经多次手术而效果不佳，每由脏腑失调、痰浊不化、经脉
阻滞、枢机不利，属于功能失用的范畴。

三、虚实辨析

鼾眠综合征是由气息上下受气道机械性阻滞或脏腑功能失
调、痰浊凝结、经脉失用、气滞血瘀、枢机不利等多方面原因所
引起。大多表现为本虚标实、上实下虚、腑实脏虚或虚实夹杂的
情况。凡体态粗壮，面红油垢，嗜好烟酒，咽部组织肥厚，扁桃
体肿大，舌极部乳头增生，气道狭窄，有机械性阻滞而影响气流
通畅，鼾声如雷，憋气频繁，口干热臭，便秘，舌苔黄腻，脉滑
有力者多属实证。凡体态虚浮，面色无华，鼾声气短音弱，憋气

短促，夜尿增多，白天头重困倦，神疲嗜卧（瞌睡、打盹），食欲不振，易出汗，便溏，软腭松弛，悬雍垂过长如水泡样，舌胖嫩，苔白腻，脉细而弱者属虚证。

四、证治辨析

综合鼾眠综合征的治疗，本着实则损之、虚则补之、调整脏腑生理功能、化痰散结、活血通络、疏通气机的治疗原则，采取内服、外治、功能锻炼等方法，多获得满意的效果。

1.内服：诸家对鼾眠的治疗总结出不少有效的方法，本人在临床中针对患者普遍出现的情况所采取的方法不外两个方面。

（1）疏理气机，化痰散结，活血通络：鼾眠者每见体态丰腴、咽部组织肥厚、气道狭窄、气息阻滞不利，表现为上盛下虚、痰凝气滞、枢机不利的情况，取涤痰汤合苏子降气汤、会厌逐瘀汤出入：半夏、胆星、茯苓、人参、白术、橘红、枳实、菖蒲、甘草、苏子、厚朴、当归、前胡、桔梗、桃仁、红花、赤芍、桂枝。

（2）健脾益肾，振奋心阳，气血双补，升清化浊：患者见体态虚浮、面色无华、软腭松弛、舌根后坠、鼾声沉闷、憋气频作、睡眠不实、夜尿偏多、白天头重困倦、嗜卧、瞌睡打盹、易出汗、便溏、舌胖嫩、苔滑腻等症状。表现为脾不足以运化、肾不足以温煦、肺不足以清肃、心阳不振、痰浊内阻、经脉肌肉失用下坠的情况。取十全大补汤合六君子汤加减：党参、白术、黄芪、茯苓、当归、白芍、熟地、川芎、半夏、陈皮、桔梗、炙草、苡仁、肉桂、脱力草、益母草。

由于鼾眠轻者对起居无多大影响，不少人认为是一种生理现象，对长期鼾眠、憋气、嗜卧等严重损害脏腑功能的危害性（包括心、脑、血管疾病）认识不足。因此，一般方书中介绍不多，其临床效果差，患者也不愿为此长期服药。笔者针对鼾眠是一个长期的慢性疾病，属于调理性的疾患，特制订了"鼾眠一号丸"方运用于临床，同时配合手术、功能锻炼等疗法而获得满意效果。现附录于后，供同道参考：

党参、黄芪、白术、茯苓、甘草、当归、赤芍、熟地、川芎、半夏、陈皮、胆星、枳实、厚朴、桔梗、苏子、前胡、浙贝、柴胡、升麻、葛根、僵蚕、蒌皮、桃仁、红花、苡仁、干姜、肉桂、黄连、益母草、脱力草、石菖蒲。上味共研细末，水法为丸如梧子大，早晚各服6g，开水送下。

2.手术疗法：是西医学目前主要的治疗手段，包括耳鼻喉科手术和口腔矫治手术。其疗效的关键在于准确地判断阻塞的部位和手术的可行性。包括鼻中隔的矫正、鼻甲部分切除、鼻息肉手术、单纯扁桃体切除、悬雍垂腭咽成形术（UPPP）、颏舌肌前移及舌骨肌切断悬吊术等。其中（UPPP）手术是最常选用的术式，适用于咽部狭窄的患者，如软腭松弛、悬雍垂过长、咽侧壁软组织过多及扁桃体过度增生等。近年有学者提出改良的UPPP法，它在UPPP法的基础上，术中不损伤悬雍垂肌、腭帆提肌及腭帆张肌，只消除之间的脂肪垫，其优点是可以降低术后因瘢痕收缩而导致鼻腔反流、开放性鼻音、鼻咽腔狭窄等并发症。射频消融作为一种新兴的治疗手段，以其微创、安全有效等特点，已被广泛应用。正颌手术，包括下颌前移、颏前移和舌骨肌切断悬吊术、双颌前移术等。以上手术都有一定的临床效果，但必须针对患者的具体情况认真策划、充分评估后施行。

3.中医外治：小烙铁疗法是我科临床的特色疗法，运用于鼾眠综合征具有方法简便、效果可靠的特点，包括飞刀、刺、烙三法。

（1）飞刀：取11号尖刀在软腭两侧咽腭弓、前咽柱、两侧扁桃体表面及咽后壁肥大的淋巴滤泡上做飞快浅划，使表面黏膜出血，每次10余下。

（2）刺：取火针置酒精灯上烧红，迅速深刺两侧所有扁桃体隐窝并旋转退出。

（3）烙：选合适的烙铁，在含有麻油的棉片上沾一下，迅速烙于扁桃体表面及肥大的咽后壁淋巴滤泡，每次六七下，每周1次，烙后表面吹"喉症一号散"。烙治舌根部扁桃体的方法：以特制的压舌板（捺舌）置舌体后1/3处按压，乘欲恶心、舌根上抬之机，取眉刀浅划舌根部扁桃体，连续三四下，以烧红的烙铁在含有麻油的棉片上沾一下，迅速烙于舌根部的舌扁桃体表面，每次两下，同时吹"喉症一号散"。每周1次，可连续治疗5~6周。

附：喉症一号散方：西月石、雄黄、黄柏、蒲黄、薄荷、人中白、枯矾、白芷、甘草、冰片。

4.功能锻炼

（1）增强锻炼，减肥。

（2）调整睡眠体位，将仰卧位改为俯卧位或侧卧位，头向后伸，改善上腭下垂、舌根后坠、阻塞气道的情况。

（3）多唱歌，学会调整气息，正确发音。

（4）做伸舌动作，舌体尽量外伸，每次50下，一日3次，以增强舌骨肌的功能。

（5）控制烟酒。

慢性筛蝶窦炎：益火之源，以消阴翳

一、筛、蝶窦的生理、病理特点

由于筛窦与蝶窦相邻，两者一旦受邪，多同时罹患，统称筛蝶窦炎。筛窦分前后两组，介于上颌窦、额窦之间，鼻根两侧隙缝之中状如蜂窝。其黏膜菲薄，间质疏松，各气房形状不规则，开口狭小，使其通气引流不畅。前筛房外侧界菲薄如纸，故名纸板，为眶内侧壁的一部分，故筛窦或眼眶的炎症可互相感染。后筛房可达蝶窦前壁，蝶窦位于蝶骨中，居诸窦之后而深邃，蝶窝开口引流于蝶筛隐窝，在窦前壁中部之上，故对窦腔引流不利。

筛、蝶窦均与脑、眼相邻，督脉系之，位置深邃，气血薄弱。若风邪上扰，湿浊不化，久恋清窍，累及筛、蝶二窦，则肺气不足以宣散，脾气不足以升清，肾气不足以温煦，而导致清阳不升、浊邪凝滞，日久气血不足、阴阳两虚的局面。患者常以鼻根闷胀，鼻塞声齆，鼻后时有黏液回吸下咽为主要表现；同时伴见畏寒、头疼、失眠、两眼眶酸胀、视物模糊、思想不集中、健忘、盗汗、尿频等气血不足，湿浊凝滞的症状。

二、慢性筛蝶窦炎的局部检查

慢性筛蝶窦炎的患者多无明显鼻塞流脓涕的症状，鼻前段黏膜充血肿胀不明显，仅见筛区黏膜苍白水肿，筛泡变性。充分收敛后，作头低位引流，在鼻内镜中可见中甲内侧后部、嗅沟内有少许黏脓性分泌物或丝状物下垂。咽后壁黏膜增厚、粗糙、干燥或有黏液附着，失去光泽。CT或磁共振检查可见筛、蝶窦内密度增高影。

三、治则与方药

气血双补，益火之源以消阴翳。拟肾气丸合十全大补汤加减：熟地12g，山萸肉18g，山药12g，茯苓10g，丹皮10g，泽泻10g，党参15g，炙黄芪15g，当归10g，白芍10g，川芎7g，甘草4g，肉桂4g，熟附片4g。

四、病例介绍

姚某，女，65岁。2018年8月20日初诊。

患者自觉颌面、前额、眼眶坠重闷胀，伴头疼、目花、畏光、神疲近两年，每日晨起鼻后有黏痰时欲回吸。曾多次就诊于各级眼、耳鼻喉科。经检查：内外眼无明显异常，眼压不高，鼻黏膜不肿胀，各鼻道清晰，诊为两眼屈光不正、视疲劳、慢性鼻窦炎等疾患未见明显效果而来本科就诊。

诊得患者面色萎黄，神疲，两鼻腔通气良好。收敛后鼻内镜检查见两侧鼻黏膜充血，中下道清晰，右侧嗅沟内有少许分泌物，鼻咽顶部及两侧罗氏窝正常，咽后壁黏膜干燥。鼻根两侧及两眼眶内上方轻压痛。CT示筛、蝶窦有密度增高影。舌淡苔薄，脉细。诊为慢性筛蝶窦炎。拟益气升清，化浊通窍为法。加减御寒汤主之：党参15g，黄芪15g，苍耳子12g，防风7g，升麻4g，白芷4g，黄柏7g，藿香7g，木笔花12g，细辛3g，菊花7g，僵蚕10g。另嘱外用呋麻液滴鼻。

2018年8月27日复诊：药服7剂，诉鼻根、眼眶坠胀感稍好转，但改善不明显。细询患者时时畏寒，夜尿频频，口虽干而不欲饮。证属气血两亏，阳虚于下，气化不利，阴翳难以消散。

取气血双补，益肾温阳为法。肾气丸合十全大补汤加减：熟地12g，山萸肉18g，山药12g，丹皮10g，茯苓10g，泽泻10g，当归10g，炙黄芪15g，白芍12g，川芎10g，党参15g，黄柏7g，附片4g，肉桂6g，炙甘草4g，7剂。

2018年9月4日三诊：患者自觉鼻根、颌面、两眼眶酸胀感明显好转，鼻后回吸黏痰、畏寒、尿频诸症亦改善。拟原方续服7剂。

2018年9月12日四诊：诸症进一步好转，精神状况亦明显改善。原方连续服用一月余，经CT复查，筛、蝶窦密度增高影消失。

五、体会

1. 益火之源，以消阴翳：《医学入门》卷四载"凡鼻渊，久甚不愈者，非心血亏，则肾水少"。张景岳针对鼻渊病久，髓海受伤，气虚于上，出现头脑隐痛及眩晕不宁的情况，提出不宜辛散，而应清阳火而兼以滋阴。火甚者，酌加清凉之品；病久阳虚者，则非补阳不可。宜十全大补汤之类。慢性筛蝶窦炎多由素本气血不足，阳气式微；加之外感风邪，久恋清窍，筛、蝶二窦位居诸窦之后，气血薄弱，引流不畅，故一旦罹患，则气化失利，阴霾之气不散，临床上患者多以头疼、鼻根颌面酸胀涉及眼眶、鼻后时有黏痰回吸下咽为主要表现，同时伴见畏寒神疲、畏光溢泪、腰酸夜尿频数、舌嫩脉细等气血不足的见症。局部检查：鼻腔多气息通畅，中下道清洁，而无鼻塞流脓涕，舌红苔黄等热象可寻。"形不足者温之以气，精不足者补之以味"，对此，笔者常取气血双补、温阳化浊为法。拟肾气丸合十全大补汤加减而获效。方中肉桂、附子温肾阳，萸肉温补肝肾，熟地滋补肾阴，山药补脾固肾，苓、泽、丹皮利尿而泻湿热。十全大补气血双补，各药配合起来既能壮阳又能补阴，既能补虚又能清利湿热，可谓益火之源，以消阴翳。

2.少火生气：《素问·阴阳应象大论》载"少火之气壮"。"少火"指气味温和者，用之可增强人体正气。马莳谓："气味之温者，火之少也。用少火之品则吾人之气渐尔生旺，而益壮矣。如用参、归之类，而气血渐旺者是也。"肾阳虚弱，不能化气行水，水聚不化则成痰饮，半身以下常有冷感。《名医方论》载："肾以气为主，肾得气而土自生也。"故本方用少量温肾药于滋肾药中，取少火生气之义。其中附、桂的用量不宜过多，两者均以4～6g为宜。

3.阴中求阳：张景岳谓"善补阳者，必于阴中求阳，则阳得阴助而生化无穷"。慢性筛蝶窦炎多表现为长期鼻颏部、眼眶闷胀，鼻后有黏液时时回吸下咽；伴四肢不温、神疲乏力等气血两亏，清阳不升，浊邪不化的情况。笔者对此类患者如无胸脘痞满、胃呆少纳、大便溏薄、舌苔厚腻等脾虚胃弱见症者，每于益气升清中少佐熟地、当归等以阴中求阳，常获事半功倍之效。

消水方治疗渗出性中耳炎100例

自1970年以来，我们以自拟消水方治疗渗出性中耳炎，取得了较为满意的效果。今就临床资料较完整的100例（126耳）小结如下。

一般资料：在100例患者中，男61例，女39例；年龄最小者6岁，最大者63岁，以青壮年居多；患耳左60，右66；病程在3个月以上者16例，3个月以内者84例；最短者2天，最长达6年；鼓室积液清稀色白者24耳，清稀色黄者42耳，胶黏者57耳，黄绿色黏液者2耳，血性者1耳。

疗效标准：听力恢复、音叉试验正常、鼓膜穿刺阴性者，为痊愈；听力改善、鼓膜穿刺阴性者，为有效；听力无改善、鼓膜穿刺有积液渗出者，为无效。

治疗效果：126耳中，痊愈91耳，有效32耳，无效3耳。总有效率为97.6%。

消水方药物组成：麻黄6g，杏仁、苡仁、桔梗、远志、木通各10g，防风、防己各7g，蝉蜕5g，制南星、木香各4g。

若中耳积液清稀色白者，上方加细辛1.5g，生姜三片；积液清稀色黄，伴口苦咽干、舌苔黄腻、脉濡数者，去麻黄，加荆芥、连翘、生山栀、黄芩、鱼腥草；积液胶黏，伴头昏耳闭、舌苔黄腻者，加制半夏、川芎、青礞石、沉香。渗出反复发作者去麻黄、木通、防风、防己、蝉蜕，加桂枝6g，茯苓、猪苓、泽泻各10g，白术12g。

在服用上方的同时，可配合闭目捏鼻鼓气，以耳中有气过之声为度，并作吞津动作，连续十余次。又以两手掌摩擦至发热时分掩两耳门，一按一松20次左右，每日2次。

典型病例

刘某，男，31岁，工人。1985年4月8日初诊。

自诉病起感冒咳嗽后，左耳闭塞失聪，自音增强，周身乏力已10天。查：左耳鼓膜呈琥珀色；音叉试验：任内左侧气导减弱，骨导增强，韦伯偏左，声阻抗曲线平坦；鼻咽部正常，颈浅淋巴无明显增大；鼓膜穿刺，抽出黄稀液0.2mL。舌苔薄黄腻，脉浮数。中医辨证属风热夹湿，遏阻清窍。治以宣透渗湿、调气开郁为法，用消水方加减：荆芥、防风、防己、连翘、山栀、木通、杏仁、薏苡仁、远志、蝉蜕各10g，制南星、木香各4g，桔梗7g，鱼腥草12g。

上药服用3剂，并配合鼓气、按摩，左耳闭气明显改善。原法续治3日，听力恢复，中耳渗液停止，诸症消失。

耳带状疱疹并发面瘫治验

蔡某，女，43岁，营业员。1986年9月17日入院，住院号1102。

3天前感右耳郭掣痛，如锥如刺，涉及颞侧。次日来本科门诊，见右耳郭焮红肿胀，在耳甲腔内有疱疹一串，晶莹如珠，四畔红赤，灼热触痛，诊为耳带状疱疹。予清肝泄热渗湿之剂。药后疱疹稍敛，耳颞仍刺痛不已。今晨骤感口眼㖞斜，食不知味，食物易滞留龈颊沟内，饮水从口角边溢出，右眼睑不能闭合，诊为耳带状疱疹并发面瘫而收治入院。

检查：患者右耳廓疱疹如粟米，细碎色褐，四畔仍红，口角明显左偏，右眼瞬目不便，不能闭合，舌苔薄白，脉浮。辨证治疗：风毒外客，循经窜络，络脉阻滞，面颊偏废不用。治宜祛风化痰通络。

药用：羌活4g，防风7g，菊花5g，制南星4g，全蝎4g，僵蚕10g，白附子4g，地龙12g，丹参10g，鸡血藤10g，当归10g，桑枝10g，络石藤10g。

药服5剂，风势渐平，络脉未通。耳郭颞侧掣痛已止，口眼㖞斜如初。原方再服5剂，面瘫得以改善。继以益气活血，温经通络为治。

药用：生黄芪15g，当归尾10g，赤芍10g，干地黄12g，川芎10g，丹参10g，桃仁10g，白附子4g，全蝎4g，灸僵蚕10g，络石藤10g，鸡血藤10g，嫩桑枝10g。

上方连服20剂，耳郭疱疹敛迹，鼻唇沟居中，瞬目如常，睑裂闭合，食知五味，于10月20日痊愈出院。

按：风毒袭于阳明之经、少阳之络，气机阻滞，故耳颞掣痛不已，经脉偏废不用。初拟搜风涤痰通络一法，使风平痰化，日久气血受戕，㖞辟难返，则予益气、活血、通络以善其后。

贝尔面瘫证治三要

贝尔面瘫是茎乳孔内的面神经段因炎性肿胀所致的面瘫，中医学称为"口眼㖞斜"。《养生方》谓："风入耳中，善令口㖞。"恰如其分地指出了本病的主要病因，临床上除针灸、外敷等治疗方法之外，笔者仅就本症不同时期所表现的临床症状，提出证治三要点，以求教正。

一、病之初祛风痰务尽

风中于络，痰滞其间是贝尔面瘫初起的病机。患者多在吹风着凉后骤然发病，症见患侧耳后茎乳孔下方隐隐作痛，面颊轻微肿胀，口眼㖞斜在不知不觉中发现，两三天内日趋加重，以致口形、鼻唇沟偏斜，流涎，眼睑不能闭合，面颊时时挛动，舌苔薄白而腻。笔者认为，此时茎乳孔内的面神经多处于水肿受压状态，能不能及时、彻底地祛风化痰以消肿减压，将直接影响本病的病程和预后，切忌早用寒凉，使风痰滞留络脉，延误病机。

方药；牵正散加味：白附子6g，全蝎、蜈蚣各4g，僵蚕10g，羌活4g，防风7g，赤芍、生苡仁、制半夏各10g，制南星4g，嫩桑枝10g。方中白附子、僵蚕、羌活搜风祛痰解痉，善祛头面之风；全蝎、蜈蚣搜风散结；防风、桑枝祛风舒筋活络；半夏、南星祛痰燥湿解痉；赤芍、生苡仁凉血散结消肿。诸药共奏搜风祛痰、解痉通络之功。

二、恢复期重调气养血

面瘫进入第3周，风邪渐尽，痰滞未清。口眼歪斜虽趋反正，但由于罹患本症者多由腠理不固，气血不充，脉络经气虚弱，一旦风痰滞留，日久则面部气血难以顺行。诚如喻嘉言所说："口眼歪斜，血液衰固，不能来润经脉……面部之气不顺也。"临床表现为胞睑闭合无力，口颊弛缓不收，饮食残渣滞留颊内。治当调气养血，顺风匀气散加减。

党参15g，白术12g，当归、赤芍、川芎、苏叶、天麻、乌药、木瓜各10g，陈皮、制南星、白芷各5g，沉香2g，生姜3片。方中参、术益气健脾；苏叶、天麻、白芷疏风气；乌药、陈皮、沉香行滞气；南星、生姜化痰通络；木瓜平肝舒筋、和胃化湿；

归、芍、芎养血活血化瘀。全方在理气滞、行痰滞、通经络的同时，重在补气养血，务使气血通畅，经脉得以濡养而面瘫获正。

三、久瘫不返宜补阳通络

面瘫两个月不正者，多由气滞血瘀，阳弱无以温煦，经脉萎弱不用导致。因此，当拟补阳通络振颓的方法，以补阳还五汤为主方。

生黄芪60g，桂枝、当归尾、赤芍、川芎、桃仁、鸡血藤各10g，红花6g，全蝎、蜈蚣、制南星各4g，陈木瓜10g，香葱7根。本方重用生黄芪，合桂枝益气升阳、温经振络；桂枝配归、芍、木瓜、鸡血藤和其荣卫，缓其经脉；桃、红、芎活血化瘀以通络；全蝎、蜈蚣、南星搜风涤痰；香葱通阳入络为诸药之使，阳气振、经络通、气血行，则颓萎之脉可望康复。

心肺同治疗鼻病

鼻为肺之外窍，鼻腔之功能全赖清阳之温煦，阴血之濡养。《素问·五脏别论》谓："五气入鼻，藏于心肺，心肺有病，而鼻为之不利也。"一个"利"字，包含了鼻腔的呼吸、温煦、嗅觉等诸多功能。笔者认为，在治疗鼻病的过程中，当根据全身和局部的不同见症及鼻腔的生理特点，注重心肺同治，气血双调。有形者祛其实，无形者充其能，使清气升，阴血运，则鼻窍通利，诸症可解。

一、鼻塞多嚏：调和营卫，祛风散结

风性向上，善行而数变，一旦风邪外袭，首犯鼻窍，气不宣和则经隧不通。《灵枢·口问》有云："阳气和利满于心，出于鼻，故为嚏。"肺失清肃，正邪相搏而鼻痒，格邪外出则作嚏。笔者对急性鼻炎、过敏性鼻炎出现鼻塞、涕清如水、狂嚏不已，局部检查鼻黏膜苍白水肿者，拟桂枝汤合苍耳子散加减。方中桂枝赤色通心，温能散寒，辛能发散外邪；芍药酸寒，内和营气；姜、枣助桂、芍调和营卫，甘草有安内攘外之能；苍耳子、防风、白芷、细辛散风通窍；僵蚕祛风化痰散结。全方共奏调和营卫、祛风散结之效。

案例　陈某，女，47岁。1998年2月7日初诊。

患过敏性鼻炎反复发作3年，今春加重，每日晨起狂嚏不已，清涕滂沱，曾经抗过敏等药物治疗均未见明显效果。诊得患者面色无华，畏风易汗，鼻黏膜苍白水肿，中下道有黏液性分泌物，舌苔薄白，脉细。证属肺卫不固，营卫不和。

拟方：桂枝5g，白芍12g，甘草3g，党参15g，生黄芪15g，苍耳子15g，防风7g，升麻6g，僵蚕、辛夷各10g，生姜3片，大枣7枚，5剂。

服前方鼻塞、多嚏明显改善，清涕减少。中药原方续服10剂后，诸症消失，按前方配丸药1料，早晚各服6g以善后。

二、鼻塞久不解：益气升清，调气活血

鼻塞持续不解或长期交替鼻塞为单纯性鼻炎、肥厚性鼻炎及变态反应性鼻炎的主要症状，鼻镜检查，每见鼻甲肿胀、肥厚或苍白变性。《素问玄机原病式》载："鼻塞，窒塞也。侧卧则……上窍通利，而下窍闭塞。"因鼻黏膜赖清阳之温煦，故侧卧时上侧阳胜，下鼻甲缩小而窍通；下侧阴盛，下鼻甲充盈肿大而窍塞。由此可见，交替性鼻塞与阳气之盛衰、气血之流畅有密切关系。若风邪反复滞留鼻窍，鼻黏膜长期处于充血肿胀状态，血泣脉虚，气行不畅，日久气血瘀滞难解，黏膜、骨膜增殖变厚，呈桑椹样改变，触之较硬；患者鼻塞持续不解，涕少而黏，并常伴有耳鸣、头痛、失眠诸症。《疮疡经验全书》有云："鼻居面中，为一身之血运。"《素问病机气宜保命集》则有"鼻塞治心"之说。为此，笔者对鼻甲肥厚、变性久塞不解者，拟"鼻通一号丸"（自拟丸方，由医院承制）治疗。方中党参、黄芪、升麻、附子益气壮心阳，实经脉；配当归尾、赤芍、川芎、桃仁、莪术活血化瘀，消积散结；香附加强调经行气的作用；苍耳子、辛夷、僵蚕祛风化痰，散结通窍。全方心肺同治，气血双调，鼻窍瘀滞可通。

三、萎缩性鼻炎: 泻南补北, 培土生金

萎缩性鼻炎多发生于年轻女性, 以鼻甲黏膜、骨膜萎缩、结痂、恶臭为主要症状; 同时伴见头昏、失眠、月经不调、掌跖灼热等阴虚见症, 每在月经期或妊娠期加重。笔者认为, 鼻为肺之外候, 气血充盈之所, 鼻甲肌膜赖阴血以濡养, 其病机当与中医"痿证"同义。《素问·痿论》揭示了"肺热叶焦"的主要病机为肺燥不能宣布津液, 使五脏、五体失养而发生痿证。金元的张子和进一步分析了"肺热叶焦"是肾水不能制心火、心火上灼肺金所致, 朱丹溪则提出"泻南方、补北方"的治法。为此, 笔者根据萎缩性鼻炎的临床特点, 认为本病的病机为心经郁热, 水不能制火, 土不能生金, 故取黄连阿胶汤合养阴清肺汤加减。方中黄连、黄芩直折心肺郁火; 地黄、麦冬、阿胶、鸡子黄滋补真阴; 百合健脾润肺, 清心安神; 太子参、白术、茯神益气培土生金; 石斛生津润燥。

案例 王某, 女, 27岁。1988年4月4日初诊。

患鼻干阻塞、搐脓痂腥臭2年。局部检查见两侧鼻腔空旷, 中下甲萎缩, 上有黄绿色脓痂附着, 伴口干、失眠、多梦、头昏目涩、月经愆期量少、舌红苔薄、脉细数。治取泻南补北, 培土生金法。

处方: 黄连2g, 黄芩10g, 阿胶、白芍、百合、干地黄各12g, 麦冬10g, 牡丹皮、白术、当归、茯神各10g, 太子参

15g，甘草4g，鸡子黄1枚。外用复方薄荷油滴鼻，1日3次。

上方计服30余剂，患者鼻干擤脓痂已解，鼻黏膜转光滑红润，失眠、口干等全身症状日趋改善，遂以原方配膏方1料，缓图之。

四、真性失嗅：养心益肺，清气通窍

嗅觉不敏，临床上分呼吸性失嗅和真性失嗅两类。前者由鼻腔黏膜肿胀、肥厚、变性、息肉等机械性阻塞，影响嗅素到达嗅区所致；后者则属嗅素虽达嗅区，却无嗅觉。诚如《冯氏锦囊秘录》所谓："若因卫气失守，寒邪客于头面，鼻亦受之不能为用，是以不闻香臭矣。"此类患者多与肺气虚弱、邪闭清窍相关。对香臭之辨，又每依赖于心。《证治准绳·七窍门》引用《难经》条文说："心主嗅，肺主诸气，鼻者肺之窍，反闻香臭者，何也？盖以窍言之，肺也；以用言之，心也。"临床中对失嗅的论治，当有形者去其实，无形者充其能。前者按常规审因论治，后者则养心益气、清气通窍，方取心肺两益汤加减。方中参、芪、茯神益气补血，养心安神；酸枣仁、五味子宁心安神；远志交通心肾，祛痰利窍；紫菀、桑皮、路路通疏肺经之气血以通窍；石菖蒲入心，开窍逐痰。

案例 夏某，女，71岁。1994年8月7日初诊。

患嗅觉丧失半年。病初曾有感冒史，刻下无明显全身症状，鼻腔通气好，无涕。鼻镜检查：鼻黏膜光滑，嗅裂清晰。唯神疲乏力，诊为真性失嗅。投心肺两益汤加减。

处方：党参、黄芪、酸枣仁各15g，茯神、紫菀、远志、石菖蒲各10g，桑皮12g，五味子4g，路路通10g，5剂。另外用丹参注射液滴鼻，1日3次。

药后患者嗅觉有所改善；再服20剂后，嗅觉已基本恢复正常。

过敏性鼻炎证治三要点

过敏性鼻炎，又称变态反应性鼻炎。好发于素禀过敏体质之人，具有明显的季节性。西医强调追溯过敏原，但在实际生活中往往很难找到或避免明确的过敏原。笔者通过对120例过敏性鼻炎所表现的临床特点，进行辨证论治并提出证治三要点，现介绍如下。

120例患者的临床特点

1.患者的年龄段：120例患者中6～15岁者24例；16～25岁者43例；26～35岁者30例；36～45岁者15例；45岁以上者8例。

2.罹患的群体：120例患者中，城市人员90例，占75%；其中学生62例，占51.6%。农民30例，占25%。

3.发病时节及环境：120例患者发生于任何季节，但以春夏、夏秋之交乍暖乍寒之季易发作，占80%以上。尤其是在夏季使用空调的情况下，或晨起开窗突然接触冷风的瞬间骤然发作。而在隆冬季节，虽天气寒冷，但温差不大，其发病率却比较低。在发作期有明显花粉或其他致敏物质接触史者占35%，而无明确致敏物质接触史者占65%。

4.鼻腔检查的分类：120例患者鼻镜检查中，两侧中下甲黏膜苍白水肿，中下道有水样清稀涕者46例，占32%；两侧中甲变性，下甲肿胀，中下道有黏稠分泌物者15例，占12.5%；两侧中下甲充血水肿，中下道有黏液性分泌物者59例，占41%。

根据以上120例患者表现的临床特点，结合全身症状进行辨证分析，笔者提出证治三要点，归纳如下。

一、调营卫，化气以和阴阳

由于过敏性鼻炎多在接触致敏物质和感受冷风之时，出现鼻痒、多嚏、清涕淋漓的症状，因此文献中多将过敏性鼻炎的病因归纳为内由肺脾肾阳虚、外因风邪异气乘袭。但从120例患者的年龄和群体来分析，其中6~25岁的青少年占56%，26~45岁的中青年占37.5%，由此可见，本症多发生在青少年成长期，而65岁以上的老年人虽肺气虚、脾土弱、肾阳衰，却很少有患过敏性鼻炎者。

《灵枢·口问》指出："阳气和利，满于心，出于鼻，故为嚏。"这是就正常而言，嚏通于心，而发于肺，心为阳脏主火，肺为娇脏畏寒，青少年生长之气盛，学习负担重，早起晚睡，易冒风寒；过于劳心，每心营有热，阴血不足以内守，肺气不足以卫外，稍感风邪异气，则营卫不和，邪正相搏，格邪外出，而表现为鼻痒多嚏、嚏声响亮、清涕淋漓的症状。鼻腔检查可见双侧中下甲充血或暗红色肿胀，中下道有黏液性分泌物。诚如《素问玄机原病式》所载："嚏，鼻中因痒而气喷作于声也，鼻为肺窍，痒为火化，心火邪热，干于阳明，发于鼻而痒则嚏也。"由此可见，过敏性鼻炎并非单独肺、脾、肾阳虚，气阴不足、营卫不和也是本病的主要病因之一。对此，法当调营卫，化气以和阴阳。

取桂枝汤加减：川桂枝4g，白芍12g，甘草4g，生姜3片，大枣7枚，太子参15g，百合12g，当归10g，苍耳子15g，木笔花10g，防风7g，蜂蜜1匙。

尤怡《金匮心典》有云："桂枝汤，外证得之为解肌和营，内证得之为化气和阴阳。"今营卫和，阴平阳秘，则嚏涕可止。

二、益气升清，祛风散结以通窍

素禀过敏体质之人，肺气不足以卫外，脾气不足以升清。风邪异气乘虚外袭，即发生过敏，在花粉季节尤为明显。随着城市环境污染的日益加重，包括花粉、化学气体、烟尘等易致敏物质的增多，以及人们对电器化生活的依赖，包括空调、冰箱的不适当使用，不良饮食习惯的普遍性，乃至伤及脾胃，日久清阳不升，浊邪不化，气滞痰凝，发则鼻痒多嚏，清涕滂沱，甚则目赤痒涩，面部如有蚁行。鼻镜检查，可见鼻黏膜苍白水肿，中下道水样涕液弥漫。治宜益气升清，祛风散结以通窍。自拟加减御寒汤（《证治准绳》）方：党参15g，黄芪15g，白术10g，川芎10g，苍耳子15g，木笔花10g，防风7g，白芷4g，升麻4g，细辛2g，菊花5g，僵蚕10g，蝉蜕5g，乌梅10g。

方中党参、黄芪、白术、升麻益气健脾，升清化浊；川芎辛温香窜，走而不守，为血中气药，能上行颠顶，活血通络，消肿散结。苍耳子辛苦温润，上行脑颠，散风除湿；木笔花辛温香散，轻清上行，散风解表。两者并走于上，以宣肺通窍。细辛具温热之性，气味俱厚，功能散风，温行水气；僵蚕辛咸，气味俱薄，轻浮上行，祛风化痰散结；白芷、防风、菊花、蝉蜕轻清升散，祛风止痒抗过敏；乌梅酸涩，清凉生津，敛肺和胃，与大队升散药合用，一散一收，可增强祛风抗过敏作用。诸药共奏升清阳、化浊邪、祛风散结、抗御外邪之效。

三、纳肾气，收敛以固脱

过敏性鼻炎久发不辍，患者常无特殊过敏原接触史，稍感风

邪即喷嚏连连，嚏声沉闷，清涕淋漓不断，时时恶寒头昏，面色
㿠白，鼻黏膜苍白，中甲变性，中下道有黏液性分泌物，舌嫩苔
薄，脉细无力。《素问·宣明五气》载："肾为欠，为嚏。"肾为诸
阳之根，肾阳不足以温煦，摄纳无权，故久嚏不辍；气化无力则
津脱，水溢上泛，清涕淋漓不止。对这种类型，笔者师承干祖望
教授补肾纳气、收摄固脱一法，以搏浪锥汤（干老自拟方）加减治
之：炙黄芪15g，白术10g，百合12g，桑螵蛸12g，生牡蛎12g，
沙苑子12g，五味子5g，五倍子10g，干地龙12g，蝉蜕5g。

　　方中黄芪、白术益气健脾，培土以生金；百合甘中有收，敛
肺养心；沙苑子甘温，补肾固精；生牡蛎咸涩，益阴潜阳以收
敛；桑螵蛸得桑木之津液，禀金秋之阴气，善滋肾助阳，固精缩
泉；五味子敛肺滋肾，五倍子敛肺降火，二者相合益肾固精，敛
汗止涕；地龙具走窜之性，善于通利经络，止痉镇嚏；蝉蜕轻清
升散，祛风止痒。两者均具强有力的抗过敏作用。

　　本方是干老摸索多年总结的经验方，笔者用于过敏性鼻炎久
发不辍者，屡试屡效。

　　以上三点仅是本人在治疗过敏性鼻炎的过程中，根据临床表
现的不同证型所提出的一些肤浅体会。当然，由于患者个体的差
异，往往虚实夹杂，临证当细细辨析、随证取舍。

从肝脾论治萎缩性鼻炎三法

萎缩性鼻炎，以鼻腔肌膜干燥、萎缩、结痂臭秽等为主要症状。笔者在临床上对本病多从肝脾论治而获效，现介绍三法并附病案如下，供同道参考。

一、疏肝和脾法

该法适用于本病初起，除见有局部症状外，常伴有五心烦热、头晕神疲、妇女则月经失调及经期鼻臭加重等症（多见于青壮年女性）。此属情志抑郁，思虑过度，肝病及脾，燥热内生，上攻鼻窍所致。方选丹栀逍遥散加味主之。

案例 颜某，女，25岁，教师。1982年5月3日初诊。

患者平素寡言多思，近一年来鼻塞欠通，鼻息臭秽，口干咽燥；伴面色少华，头昏目涩，胸闷心烦，月经量少先期。局检：鼻腔宽，黏膜暗红欠津，下甲瘦削，中甲有黄色痂皮附着、腥臭，中道清晰，咽部欠润。舌红苔薄黄，脉弦细。诊为萎缩性鼻炎，乃肝脾不和，燥热灼津为患。治用疏肝和脾法，兼以润燥生津。方选丹栀逍遥散加味治之。

处方：醋柴胡3g，生地15g，丹皮7g，生山栀、当归、白芍、茯苓、白术、合欢皮各10g，石斛15g，阿胶、黑芝麻各12g。外用复方薄荷油滴鼻，每日3次。

上方连服30剂，鼻腔黏膜转润，脓痂敛迹，鼻臭亦除。

二、泻黄泄木法

该法适用于萎缩性鼻炎较严重者，鼻腔有大量臭秽的黄绿色脓痂，甚至经常擤出虾头壳样卷筒形臭痂。此为肝胆火郁，脾胃蕴热，上灼鼻窍，耗津腐膜，浊邪凝聚成痂。方选泻黄散加味。

案例 刘某，男，23岁，农民。1985年1月4日初诊。

患头痛、鼻塞、擤脓涕腥臭已7年，伴口干热臭。局检：两鼻腔内有大量黄绿色脓痂附着如卷筒，取出后可见附着面有脓血性分泌物，恶臭，中下甲萎缩，充血剥脱，中道亦有脓性分泌物潴留。舌苔黄微腻，脉弦数。诊为萎缩性鼻炎，系脾胃伏热、肝胆火郁所致。治用泻黄泄木法，拟泻黄散加味。

处方：生石膏30g，藿香5g，佩兰、生山栀、辛夷各10g，鱼腥草12g，黄柏5g，生甘草4g。外用儿茶散吹鼻，每日1~2次。

上方服10剂，鼻腔脓痂恶臭改善明显，坚持治疗2个月，鼻腔脓痂消失，中道无脓性分泌物，鼻甲黏膜光滑。

三、滋肝培土法

该法适用于慢性萎缩性鼻炎后期，症见鼻骨塌陷、涕少带血，伴耳鸣目涩等，属水不涵木、津枯液涸所致。方选一贯煎合四君子汤加减。

案例　陈某，女，57岁，营业员。1981年5月2日初诊。

有萎缩性鼻炎病史已20多年，近年鼻息腥臭，鼻腔结痂虽少，却见涕中带血；伴耳鸣目涩，咽干口燥。局检：鼻背凹陷如鞍，鼻孔外翻，鼻镜中见鼻道空阔，咽后壁从鼻道直观可见。其黏膜干燥萎缩，中鼻甲代偿肥大，苍白变性，表面红丝缕缕，上有黄色痂皮附着，中道亦有少许脓痂。舌红苔薄，脉细。患者年届花甲，此为气阴两亏，水不涵木，肺津耗伤所致。治用滋肝润燥，培土生金法。取一贯煎合四君子汤加减。

处方：南沙参、北沙参、干地黄各15g，麦冬、茯苓、白术、当归、木笔花各10g，山药、白芍、女贞子、墨旱莲各12g。外用蒸白蜜涂鼻腔，每日3次。

上方连服30剂，鼻咽干燥阻塞感及耳鸣目涩等症均明显改善。仍以原方略作加减，蜜制为丸，早晚各服6g，以图缓功。

鼻窦炎的分经论治

鼻窦炎，中医称"鼻渊"，《素问·气厥论》谓："胆移热于脑，则辛頞鼻渊。鼻渊者，浊涕下不止也。传为衄衊瞑目，故得之气厥也。"简短数语，充分阐明了本病的病因病机、证候特点及其传变预后，至今对临床仍具有一定的指导意义。

盖鼻窦有四组，位分前后，经络所系，各有所主。纵列上、中、下，则清浊有别，其中额窦、上颌窦、前筛窦为前组鼻窦；后筛窦、蝶窦属后组鼻窦。前者太阳、阳明、少阳主之，属阳；后者太阴、少阴主之，属阴。凡外邪入侵，前者多从热化，后者多从寒化，此乃大概。临床中不可一概而论，往往一窦罹患多旁及他窦，乃至全窦为病，但诸窦之变亦各有主从，其临床特点亦不相同。为此，笔者在治疗鼻窦炎的过程中，根据患者的不同症状及局部检查所见，综合辨证，分经论治，常获事半功倍之效，现分述于后。

一、额窦炎——火郁发之

额窦位置最高，窦口向下而利于引流，得清阳之气，故较少罹患。因太阳经脉起于额旁内眦，上额交会于颠；阳明经脉起于鼻旁，交会于鼻根。故凡风邪上扰，多引动太阳、阳明郁火勃发于内，风火相搏，窦口闭塞而形成负压。起病多急骤，前额剧痛，其势如啄，甚于辰申之间。鼻腔检查则见黏膜红艳肿胀，中道前上方有黏液性分泌物，无腥臭，两眼眶内上角有明显压痛，同时伴见面红目赤、口干。治宜疏风邪，散火郁。方用清阳散火汤合苍耳子散加减：生石膏60g，黄芩、连翘、僵蚕、川芎、木笔花各10g，薄荷、升麻、菊花、苦丁茶各5g，防风7g，苍耳子15g，细辛1.5g。

本方立意"清散"二字。方中石膏为君，清胃降火；配薄荷、防风、升麻上行头面，散二阳火郁；连翘、黄芩、苦丁茶清热化浊解毒；川芎、僵蚕行气活血，散结止痛；苍耳子、菊花、木笔花清利头目，散风通窍；细辛一味，性温气烈，配石膏，借其辛散通窍之力，宣通游风浮热，散火郁，相反适所以相成。全方疏风邪，散郁火，通窍散结，以达到消肿减压的作用。

案例 成某，男，40岁，本院职工。1999年10月5日初诊。

头痛经常发作，昨晚酒后吹风，今晨头痛发作，位在前额，其势如啄，泛泛欲吐，鼻塞，涕少色清。诊得患者面红鼻塞声齆，鼻黏膜充血肿胀，中道前上方有黏液性分泌物，两眼眶内上方有明显压痛，舌苔薄黄，脉数。证属风邪上扰，火郁于内。取清阳散火汤合苍耳子散加减，药服2剂，头痛鼻塞诸症悉除。

二、上颌窦炎——清热化浊，托里排脓

上颌窦其位较低，开口在上，湿浊易潴留其中而引流不利。其临床特点是发病率高，病程长，治愈率低。少阳经络始于目外眦，向上达头角；阳明之脉起于鼻旁，交会于鼻根，向下沿鼻外侧进入上齿中。故凡风邪入侵，每与阳明之实火、少阳之湿热，循经上移，湿遏热蒸，缠绵不已，极易化腐为脓，脓蓄窦中而浊涕腥臭，颌面胀痛。鼻镜检查，每见中下甲充血肿胀，中道有大量脓性分泌物，味腥而臭。上颌窦穿刺，多能洗出秽浊之脓液。若日久湿浊停滞不去，气滞痰凝，窦内黏膜增厚、变性，则头

胀闷痛而浊涕长流，稍遇外邪即反复发作。局部检查，鼻中甲多苍白、变性，中道有黏脓。X光片则见窦壁增厚，其密度向心性增高。

对本症的治疗，凡湿遏热蒸、窦中蓄脓者，及时上颌窦穿刺冲洗，对清除积脓、消除炎症固然不失为一积极的方法。中药取清热化浊排脓的方法，更具釜底抽薪的效果。自拟"鼻渊1号方"如下：黄芩、黄柏、生山栀、木笔花各10g，鱼腥草、败酱草、苍耳子各12g，藿香、白芷、升麻、防风、苦丁茶各5g，细辛1.5g，天花粉10g。方中黄芩、黄柏、鱼腥草、山栀清热解毒，燥湿排脓；苍耳子、防风、升麻、细辛散风通窍；败酱草、天花粉、白芷、藿香、苦丁茶清热化浊排脓。

对症延日久、湿热内蕴、痰凝瘀阻者，则宜益气升清、托里排脓。自拟"鼻渊2号方"：党参、木笔花各10g，生黄芪、苍耳子各15g，苍术、生苡仁、败酱草各12g，黄柏、防风各7g，白芷、升麻各4g，细辛1.5g。方中党参、生黄芪、苍术益气健脾，升清化浊；败酱草、生苡仁、黄柏清热解毒排脓；苍耳子、防风、白芷、升麻、木笔花升散风热通窍；细辛辛散通窍。全方共奏清热解毒、益气升清、托里排脓之功。

案例 顾某，男，58岁，干部。1998年5月19日初诊。

患慢性鼻窦炎10多年，持续头痛、鼻塞、流脓涕，气息不通，近3年加重。曾多次行上颌窦穿刺术，去年又行双侧中下甲部分切除术，术后鼻塞虽有改善，但仍感头昏胀痛，涕多而浊，鼻塞声重，口苦咽干。今来本科门诊，见两侧中鼻甲苍白变性，中、下道有大量黏脓性分泌物。X光片检查见两侧上颌窦窦壁增厚，密度向心性增高。上颌穿刺为黏脓性分泌物，量不多，无腥臭味。舌苔薄白微腻，脉缓。证属湿热久遏清窍，清阳不升，浊邪不化，痰凝瘀阻。拟鼻渊2号方加减，外以五花滴鼻液（本科自制）合1%呋麻液滴鼻，每日3次。

服药30余剂，头痛、鼻塞、流浊涕明显改善，鼻镜检查两侧鼻中甲苍白稍改善，中下道分泌物减少，前方断续又进30多剂，近2月很少发作，予鼻通1号丸（本科自制成药），早晚各服10g，以徐徐图之。至2001年8月10日，患者长期服用鼻通1号丸，近3年，鼻窦炎发作甚少，鼻腔通气良好，无浊涕，鼻腔中甲黏膜苍白已明显改善，中下道清洁。

三、蝶筛窦炎——补气益血，升清化浊

临床中，筛窦炎与蝶窦炎多同时罹患，故统称蝶筛窦炎。蝶窦居诸窦之后而深邃，督脉系之。筛窦则介于上颌窦、额窦之间，鼻根两侧隙缝之中，状如蜂窝，其黏膜菲薄，间质疏松。两者与脑相邻，气血薄弱，若风邪久恋鼻窍，累及蝶、筛二窦，则肺气不足以宣化，脾气不足以升清，肾气不足以温煦，每导致清阳不升、浊邪不化、湿重于热、痰湿凝滞或邪及髓海、气阴虚损

的局面。患者常以鼻根胀闷、鼻塞、鼻后有黏液时欲下咽或抽吸、咽中异物感、频频作咯等慢性咽炎的主诉而就诊于门诊，同时伴见头痛、失眠、两眼酸痛、思想不集中、健忘等心肾不足症状。局部检查：痰湿凝滞者可见筛区黏膜苍白水肿，筛泡变性，嗅觉不敏，鼻塞声齆，中道及嗅沟有黏脓；偏于气阴不足、清阳不升者，则可见嗅沟及中甲内侧后部有少量脓液或丝状物下垂，咽后壁黏膜增厚、粗糙、干燥或有黏液黏附，失去光泽，鼻咽镜中可见鼻咽部有黏稠性分泌物和痂皮附着。

《医学入门·卷四》有云："凡鼻渊久甚不愈者，非心血亏，则肾水少。"张景岳针对鼻渊病久、髓海受伤、气虚于上出现头脑隐痛及眩晕不宁的情况，提出不宜辛散，而应清阴火而兼以滋阴，火甚者酌加清凉之品，病久阳虚者则非补阳不可，宜十全大补汤之类。对此，笔者常取养阴清热、益气升清的方法而获效。方选补中益气汤合苍耳子散加减：生黄芪、党参、苍耳子各15g，白术、干地黄、白芍各12g，当归、木笔花各10g，黄柏、菊花各7g，升麻4g，苦丁茶5g。方中参、芪、白术补气健脾，升清化浊；归、芍、地黄养血滋阴；黄柏、苦丁茶清热燥湿；苍耳子、木笔花、菊花、升麻疏风升清通窍。

对清阳不升、痰浊凝滞、筛区息变者，则取宣肺通窍、升清化浊法。方选辛夷清风饮（《类证治裁》）加减：苍耳子、生黄芪各15g，辛夷、藁本、僵蚕、木通各10g，黄柏、藿香、防风、川芎各7g，白芷、升麻各4g，苦丁茶5g，细辛1.5g。方中苍耳子、辛夷、白芷、升麻升散风邪于上；藁本、防风祛风胜湿清热；藿香、黄柏、苦丁茶芳香化浊，清热通窍；木通苦寒泻火，引湿热下行；生黄芪益气升清；细辛、僵蚕、川芎散结祛风通窍。

案例 肖某，女，30岁，农民。1999年3月16日初诊。

患者鼻根及眉棱骨处酸痛，涉及左颞，时从鼻后回吸白色浊涕；伴两眼酸胀，畏光溢泪，视物模糊3个月余。既往有反复发作史，经眼科检查，眼压、内外眼均无明显病变，而来本科门诊。患者形体消瘦，掌跖灼热，眉棱骨处轻压痛，眼球无压痛，指下眼压TN，球结膜不充血。鼻镜检查见两侧鼻甲肿胀不甚，中道后端及嗅裂后有黏脓，咽后壁黏膜干燥。治宜益气养血，升清通窍。

药用：党参15g，炙黄芪15g，大熟地12g，当归10g，白芍12g，川芎片10g，丹皮、丹参各10g，黄柏7g，藿香5g，白薇10g，桑叶10g，木笔花10g。

药服5剂，自觉鼻根眉棱骨处酸痛、畏光明显好转，从鼻后咯痰亦减少；检查咽后壁黏膜红润，嗅裂区已清晰。前方去川芎，加菊花5g，光蒺藜10g，续服10剂，诸症消失。

讨论

鼻窦为清空之窍，以通为用，喜清而恶浊，喜通而恶滞，喜燥而恶湿。因此，注重"通窍"，使鼻窦开口通畅，利于引流是治疗鼻窦炎的关键。无论是疏风清热、化浊消瘀，还是益气升清，目的都是"通窍"。笔者在内服用药的同时，还配合五花滴鼻液、1%呋麻液外用，并强调仰卧头位向下的滴药姿势，务使药液进入窦腔，保持窦口通畅。

前贤对鼻窦炎的辨证多从虚实论治，然而四组鼻窦，位分前后上中下，经络所系各有所主。其罹患虽相互影响，却各有主从，其临床特点亦不相同。因此，笔者提出分经论治的方法，力求丰富辨证论治的内涵，其中谬误难免，愿与同道商讨。

鼻衄诊疗阐微

鼻衄一症，甚为常见，轻者其量甚少，偶发即止；重者屡发不辍，缠绵不已，甚则势如涌泉，盈碗盈盆，危及生命。鼻衄之因，多责之风邪化燥、肺胃热盛、肝火上炎，或阴虚火旺、气虚不能摄血等。前三者属于实证，后二者属于虚证，治疗大法亦不外"实则泻之，虚则补之"。此乃常规，笔者在长期治疗鼻衄的过程中，取得一些经验，现阐述如下。

一、审病灶，分经论治

审视鼻中出血的位置，结合全身症状分经论治是笔者多年来的做法。即使适逢衄时来院急诊者，也尽可能令其搐去出血腔的瘀血，充分收敛后，尽可能在直视之下找到出血病灶，予以局部处理及辨证论治。绝对不可见到出血则盲目填塞，以造成新的创伤和感染；或不辨虚实，滥用清热凉血。临床中将出血病灶结合所处鼻腔区域与脏腑经络关系辨证论治如下：

1.鼻前段出血，清肺泄热：肺开窍于鼻，阴阳之气出入其间，风热燥气上犯鼻窍，中隔前段首当其冲，初起每伴头疼多嚏流涕等上感见症，局部检查则见中隔前段黏膜充血、肿胀，继则浅表溃疡糜烂、出血，其量不多，稍加压迫即可停止。临床统计以中青年患者居多，且常反复发作。治当清肺泄热。自拟清金止衄汤：桑白皮20g，黄芩10g，炒山栀10g，荆芥炭、薄荷各5g，连翘、丹皮、赤芍各10g，生地20g，玄参12g，藕节10g，白茅根15g。

肺主气，以清肃下降为顺，方中主以桑皮配黄芩、炒山栀清热泄肺下气；荆芥炭、炒薄荷、连翘辛凉清散风热；丹皮、赤芍凉血散血；生地养阴清热；茅根味甘性寒，中空有节，最善透发脏腑郁热，治肺胃郁热、衄血。全方清中寓散，泄肺降气以止血，因肺与大肠互为表里，凡见便秘、溲黄者多加生大黄6g或瓜蒌仁10g，借以釜底抽薪，表里同治。

2.鼻底出血，清胃泻火：鼻底出血的临床特点，一般来势凶猛，血涌如泉，色红而稠，尤以下道后端为甚，多见于中年以上患者。因阳明之脉起于鼻旁，交会于鼻根，向下沿鼻外入上齿中，故凡胃火内炽，热伤阳络，每见以上症状，同时伴见口干烦渴、便秘、溲黄、舌红苔黄、脉滑数者，治宜清胃泻火、凉血止血，清胃汤（《医宗金鉴》）加减：生石膏60g，黄连2g，黄芩、丹皮、赤芍、麦冬各10g，广角、生地、茜草各15g，白茅根12g，代赭石20g，生大黄6g。方中生石膏寒凉清泄胃火；黄连走中焦，泻火解毒，合黄芩、麦冬清泄气分之热；广角、生地、丹皮、茜草、赤芍、白茅根凉血止血；代赭石、生大黄清降胃肠之热，通燥结，引火下行，腑气通，炽热可解。

3.鼻甲渗血，责之心脾：心主血，脾统血，鼻甲居于鼻中，其黏膜下血管丰富，并含有大量血管窦，故凡各种紫癜、再生障碍性贫血、各种白血病、血友病、恶性贫血等，出现气不足以摄血、脾不足以统血、气血两亏者，两侧中下甲黏膜广泛浅表溃疡，呈筛孔渗血，持续不断，血液稀薄，难以凝固，同时伴见面色㿠白、心悸怔忡、头昏神疲、舌嫩苔薄、脉无力等。治当结合全身症状，益气健脾，养血止血，取归脾汤加减：党参、炙黄芪各15g，当归、白芍、白术、朱茯神各10g，生地、熟地、首乌、仙鹤草、侧柏炭、阿胶各12g，炙甘草4g。方中参、芪、术、草益气健脾；当归、白芍、生地、熟地、首乌、阿胶、茯神养阴血，安心神；仙鹤草、侧柏炭收敛止血。全方寓阳生阴长之义，神安血宁，统摄有权，渗血可止。

4.后鼻道出血，求之肝肾：后鼻道出血多见于中老年水亏木旺的患者。盖厥阴之脉，循喉咙之后，上入颃颡，后鼻孔与颃颡相通。故凡阴虚阳亢者，一旦阳络受戕，则血涌如洪，且多从鼻后下咽，吞咽不叠，同时伴见面红目赤、口苦咽干、血压偏高、舌红苔剥、脉弦细而数等症。治当滋水清肝，凉血止血。茜根散（《景岳全书》）合增液汤加减：茜草根、生地各15g，黄芩、侧柏炭、玄参、麦冬、阿胶、女贞子、墨旱莲各12g，丹皮、赤芍、炒山栀各10g，羚羊角粉0.6g（分两次冲服）。方中茜草、黄芩、炒山栀、侧柏炭苦寒清肝泄热；赤芍、丹皮清肝凉血散血；玄参、麦冬、生地、阿胶、女贞子、墨旱莲滋养肝肾，清热生津；羚羊角凉肝息风止血。古人认为不清其热则血不宁，不滋其阴则火不熄，不祛其瘀则血不能复生。本方滋水涵木，凉肝止血，标本兼顾之。

必须指出，本型鼻衄为鼻科重症。患者出血时常血涌如潮，中止后无病灶可寻，数小时后又反复来潮，捉摸不定，医者切不可掉以轻心，及时予以后鼻孔填塞乃为上策。同时必须做好患者及其家属的安慰工作，以安其心、定其神，自可力挽狂澜，转危为安。

以上根据鼻腔所划区域分经论治，仅笔者临床总结的一点体会，难免偏颇，仅就一般情况而言，临床中每见肺热、胃火并见或阳明气火有余、少阴阴精不足等复杂证型，当随证论治。或取凉膈清上通下、表里双解；或仿景岳玉女煎滋肾阴、清胃火同熔一炉。另有涕中时时带血，伴颈部淋巴结肿大者，当排除鼻咽部或其他部位恶变之可能，不可不察。

二、切烙法，消瘀以止血

鼻衄经常发作长期不愈者，又称习惯性顽固性鼻衄，久衄必有瘀。鼻镜检查，每见鼻中隔前端（黎氏区）黏膜溃疡、出血性肉芽增生及其前下缘末梢血管暴露怒张等气滞血瘀的症状。唐容川《血证论》强调："惟以止血为第一要法，消瘀为第二法。"20多年来，笔者运用切烙法治疗习惯性鼻出血500例，治愈率达95%。

1. 自制烙铁介绍：烙铁由紫铜制成，烙铁头表面呈椭圆形，长0.55cm，宽0.45cm，厚0.15cm，炳长17cm，柄与烙铁头为同一体，其连接部分弯成一小颈，柄上以棉纸裹定，以免炙手。

2. 手术步骤

（1）麻醉：以浸有1%地卡因之棉片，贴于鼻中隔前段的病变黏膜上，5分钟后取出。

（2）切划：以11号尖刀在病灶范围内，自下而上轻轻做3～4条横形切口，深达黏膜下、软骨膜上，尤其要注意切断扩张之毛细血管、肉芽组织及暴露之上唇动脉分枝。

（3）烙：烙铁置酒精灯上烧红后，在蘸有香油的棉片上沾一下，迅速烙于切开之病灶上，一触即起，此时创面基本无血。

（4）以小棉球轻轻塞于创面上，并以复方薄荷油浸润该棉球，24小时后取出。

本法设备简单，操作容易，效果可靠，可广泛运用于临床。

三、大衄不止，导龙归海

鼻腔反复大量出血，热随血泄，气阴两耗；或年老素虚，气阴不足；又加失血，血枯精竭，或医者屡投清热凉血之剂，药过病所，虚热反生，乃致虚火浮越于上，鼻衄不止，伴头昏心慌、口干不甚求饮、舌红苔薄、脉细数。《景岳全书》载："阴根于阳，阳根于阴。凡有病不可止治者，当从阳以引阴，从阴以引阳也。"今雷龙浮越，大衄不止，宜壮水制阳，导龙归海，六味地黄丸加减：大熟地15g，丹皮、泽泻、茯苓各10g，山药12g，山萸肉18g，牛膝12g，熟附片5g。上8味煎头、二汁，早晚分服，药渣置铁锅中炒干，加酒、醋烹湿，乘热用旧汗衫布包好，热敷关元穴处。方中六味地黄滋化源，壮水以制火；牛膝味苦能泄，善于引血下行，且能滋补肝肾；熟附片能通十二经，扶阳益气，引火归原。关元穴居丹田，乃元气所藏之处，药渣热敷本穴，功能补肾培元，导龙归海，达事半功倍之效。

四、掌握时节，防患未然

临床医生都有这样的体会，鼻衄患者有一段时间比较集中，有时相对较少，这些和当地环境、气候相关，也和时令的交错、阴阳衍变有密切关系。《素问·至真要大论》载："少阴司天，热淫所胜，民病唾血、血泄、鼻衄。"王清任在《血证论》中说："秋冬燥气，本应收敛，若有燥火伤其脉络，热气浮越，逼血上行，循经脉而出于鼻。"笔者统计了1987、1988两个年度236例门诊鼻衄患者，每月病例情况如下（表2）：

表2　1987、1988年度236例门诊鼻衄病例情况统计

年份	一月	二月	三月	四月	五月	六月	七月	八月	九月	十月	十一月	十二月	合计
1987	6	3	4	8	10	15	17	18	15	10	9	5	120
1988	5	4	3	7	10	13	18	17	16	9	10	4	116

其中一、二、三、十二这4个月两年的总数为34例，约占总数的14%，六、七、八、九这4个月两年的总数为129例，占两年总数的50%以上，发病率最低的是二、三月，最高的是七、八两个月。有的学者提出鼻衄与望朔日有关，但临床未有可靠数据以证实。

为此，对有出血性倾向的患者，在易出血的季节应做好预防工作，尤其是鼻后孔大出血的患者，每日辰卯之际，阴消阳长，阳气上升，极易出血，应特别加强黎明时间的观察和护理。

益气固表，调营缓急——治疗青少年过敏性鼻炎的体会

过敏性鼻炎又称变态反应性鼻炎，好发于青少年或素禀过敏体质之人，具有明显的季节性。笔者通过300例过敏性鼻炎患者分析，其中5~35岁的青少年有243人，占81%。并根据青少年患者的生理、病理特点，辨证分析，运用益气固表、调营缓急法治疗，取得了满意的效果，现介绍如下。

一、对过敏性鼻炎的认识

过敏性鼻炎，关键在于理解"过敏反应"四个字。《灵枢·口问》载："阳气和利，满于心，故为嚏。"这是指正常的生理反应而言。若青少年学习、工作压力过大，则思虑伤脾，心阴暗耗，离火上炎；或年幼体弱，营血不足，虚热内生；加之脾虚不足以升清，肺虚卫外无能，以致卫气不固于外，营气失守于内，身体往往处于高度敏感状态；又因肺开窍于鼻，阳明之脉交于频，循鼻旁，稍受风邪或致敏物质刺激则发生阴阳失衡、营卫不和、内外交争的反应，而出现鼻塞频奇痒、狂嚏不已、清涕滂沱的症状。发作时如疾风骤雨，雷雨交加，平息时宛如常人。

二、青少年过敏性鼻炎的临床特点辨析

1.奇痒：鼻中奇痒是青少年过敏性鼻炎的主要症状之一。243例患者中，鼻奇痒者占85%，不少患儿发作时以手拼命搓揉鼻腔；甚至目赤涩痒，面部如有蚁行，其痒难忍。《素问玄机原病式》载："鼻为肺窍，痒为火化，心火邪热干于阳明，发于鼻而痒，则嚏也。"可见鼻中奇痒乃内由营分有热，外因风邪上犯所致。

2.狂嚏：狂嚏不止、嚏声响亮是青少年过敏性鼻炎的特点。243例患者，每天喷嚏2次、每次10个以上者占80%。《读医随笔》认为，此乃"寒来肺窍，热气撩于肺中而上冲""寒热相激，逐于脉中"。

3.清涕滂沱：青少年过敏性鼻炎发作时多表现为清涕滂沱，势如涌泉。其涕如清水，渍巾而无迹，骤作骤停是其特点。不少患儿甚至一天就能用一卷筒纸。其病理是冷热相搏，肺失宣肃，外窍失固，迫津外泄，如堤缺而涓涓不止。

三、关于过敏原和发病时节

临床中不少学者强调追溯过敏原，但在实际生活中往往很难找到或避免明确的过敏原。300例患者发生于任何季节，但以春夏、夏秋之交乍寒乍暖之际易发作，占80%以上，尤其是在夏季使用空调的情况下，或晨起开窗突然接触冷风的瞬间骤然发

作。而在隆冬季节，虽天气寒冷，但温差不大，其发病率却比较低。在发作期有明显花粉或其他致敏物质接触史者占35％，而无明确致敏物质接触史者占65％。

四、治法：益气固表，调营缓急

1.方药介绍：抗敏止嚏膏（自拟方，本院制剂室制剂）。

川桂枝60g，白芍120g，甘草40g，党参200g，炙黄芪200g，白术120g，苍耳子150g，防风70g，菊花70g，僵蚕100g，干地龙120g，细辛15g，桑螵蛸120g，蝉蜕60g，乌梅100g，辛夷100g，五味子100g，当归100g，百合120g，升麻40g，生姜60g，大枣七十枚。

2.制法：上味煎取头、二、三汁，混合浓缩后，加蜂蜜300g，冰糖300g收膏，分装，每袋10g。

3.服法：每服1袋（10g），日三服，5岁以下儿童减半。

4.方义：方中桂枝色赤通心，温经散寒；合芍药酸寒，益阴敛血，内和营气。两者相合，一温一寒，一散一收，使表邪得解，里气以和；甘草有安内攘外之能；生姜助桂枝辛散卫分表邪；大枣助桂、芍以和阴血。尤怡《金匮心典》载："桂枝汤，外证得之为解肌和营，内证得之为化气和阴阳。"党参、黄芪、白术、升麻益气健脾，培土生金，升清以化浊。苍耳子辛苦温润，上行脑颠，散风除湿；辛夷辛温香散，轻清上行，散风解表。两者并走于上，以宣肺通窍。细辛具温热之性，气味俱厚，功能散风，温行水气；僵蚕辛咸，气味俱薄，轻浮上行，祛风化痰散结；菊花、防风轻清升散，合蝉蜕、地龙祛风止痒解痉，具有强有力的抗过敏功能。五味子敛肺滋肾；乌梅酸涩清凉，生津敛肺；桑螵蛸得桑木之津液，禀金秋之阴气，善滋肾助阳，固精缩泉。三者相合，益肾固精，敛肺止涕，与大队升散药合用，一散一收，则风邪可祛而津不外泄。百合清心肺余热，当归养血活血，蜂蜜滋虚和中。诸药共奏益气固表、调营缓急的作用。

五、病例介绍

王某，女，12岁。2010年10月4日初诊。

患者有过敏性鼻炎病史五六年，每逢春秋季节交换或夏季使用空调后温差较大，受凉时则发作。曾多次往外地求治，经过敏原测定，对尘螨呈阳性反应，并长期予辅舒良、曲安奈德喷鼻剂及抗阻胺等药物治疗，仍频繁发作。刻下鼻塞奇痒，狂嚏连续十余个，嚏声响亮，清涕滂沱，入夜喉中有喘鸣音，时有盗汗。诊得两侧鼻黏膜充血水肿，中、下道充满黏液性分泌物，舌苔薄白，脉细数。证属气阴不足，营卫失调。取益气固表、调营缓急为法，予抗敏止嚏膏300g，早晚各服1袋（10g），开水冲服。

2010年10月19日二诊：药服半个月，鼻痒、多嚏、流涕、盗汗、喉中痰鸣音等症状明显改善，鼻黏膜水肿消退，中、下道清洁。仍予抗敏止嚏膏300g，续服半个月。

2010年11月5日三诊：近半个月诸症未作，抗敏止嚏膏继续服用半月，以巩固疗效。

该病例随访1年未发作。

抗敏止嚏膏治疗变应性鼻炎的临床观察

变应性鼻炎（allergic rhinitis，AR）是发生在鼻黏膜的变态反应性疾病，临床表现为突然或者反复发作的鼻痒、阵发性喷嚏、大量水样涕和鼻塞。随着环境污染严重，中青年发病率逐步增高，低龄化趋势明显。目前变应性鼻炎没有特效治疗方法，我院耳鼻喉科运用抗敏止嚏膏治疗变应性鼻炎取得了可喜的效果，现简介如下。

一、临床资料

1.一般资料

我院耳鼻咽喉科从2012年6月至2013年6月收治门诊确诊为变应性鼻炎60例，随机分为两组。治疗组30例，男12例，女18例，平均年龄35.87±10.69岁，病程12～43个月；对照组30例，男11例，女19例，平均年龄34.99±10.81岁，病程14～42个月，两组患者年龄、性别、病程比较，$P > 0.05$，具

有可比性。

2.诊断标准

西医诊断：参照《变应性鼻炎的诊治原则和推荐方案》。

中医诊断：参照《中药新药临床研究指导原则》。

3.治疗方法

对照组：依巴斯丁10mg。

治疗组：抗敏止嚏膏。党参、黄芪、白术、防风、诃子、五味子、辛夷、细辛、蝉蜕、地龙、甘草、桂枝、白芍、桑螵蛸、徐长卿等，冷水浸泡2小时，加热煎熬，滤出汁液，反复2～3次，至药物中可溶物质全部溶出为度。再将滤液合并，小火徐徐蒸发浓缩并不断地搅动药液（防止焦化）至流膏状，加入适量冰糖、饴糖、蜂蜜，糖尿病患者可加入木糖醇。通过北京东华集团原医疗设备有限责任公司型号YB10-50A膏体真空包装机包装成50mL规格小袋，1次1袋，1日2次。

两组分别连续治疗30天为1个疗程后判定疗效。

4.统计分析：使用SPSS16.0统计软件进行统计学处理，计量资料采用均值±标准差（$x^2 \pm S$）表示，t检验进行比较，计数资料卡方（x^2）检验进行比较。

二、结果

对两组临床治疗的疗效进行比较（表3、表4、表5）。

表3　两组临床疗效比较

组别	N	治愈	显效	有效	无效	总有效率
治疗组	30	5	12	9	3	26（86.67）
对照组	30	1	10	10	9	21（70.00）

经卡方检验：x^2=0.162，P=0.017＜0.05，两组总有效率比较有统计学意义。

表4　两组症状评分治疗前后变化

组别	n	治疗前后	喷嚏	流涕	鼻堵	鼻痒
治疗组	30	治疗前	1.94±0.31	2.20±0.59	1.93±0.62	2.00±0.52
		治疗后	0.63±0.39	1.14±0.61	0.73±0.51	0.99±0.31
对照组	30	治疗前	1.92±0.42	2.24±0.70	1.93±0.75	2.03±0.53
		治疗后	1.00±0.51	1.54±0.58	0.98±0.61	1.16±0.39

经t检验：两组各症状治疗前组内比较，分别为：t=4.085，P=2.010；t=4.076，P=2.052；t=4.083，P=2.034；t=4.062，P=2.081；无差异性，没有统计学意义。治疗组间各症状治疗前后比较，分别为：t=0.017，P=0.022（＜0.05）；t=0.018，P=0.012（＜0.05）；t=0.176，P=0.01（＜0.05）；t=0.015，P=0.01（＜0.05）；都有统计学意义。对照组间各症状治疗前后比较，分别为：t=0.18，P=0.01（＜0.05）；t=0.016，P=0.011（＜0.05）；t=0.015，P=0.016（＜0.05）；t=0.0019，P=0.015、

（＜0.05）；都有统计学意义。两组各症状治疗后组间比较，
分别为：$t=0.012$，$P=0.02$（＜0.05）；$t=0.013$，$P=0.011$
（＜0.05）；$t=0.014$，$P=0.014$（＜0.05）；$t=0.016$，$P=0.013$
（＜0.05）；都有统计学意义。

表5　外周血 $CD_3^- CD_{19}^+$ B淋巴细胞的表达率（％）

组别	例数	$CD_3^- CD_{19}^+$	
		治疗前	治疗后
治疗组	30	25.5±9.2	13.90±5.1
对照组	30	25.1±9.3	18.75±7.8

经 t 检验，两组组内治疗前后、组间治疗后比较均有显著差
异，$P < 0.05$。

三、讨论

变应性鼻炎属中医"鼻鼽"范畴。中医学认为，鼻鼽的发病
机理主要是肺脾气虚、风寒入侵、寒凝气滞、气滞津停、堵塞鼻
窍而致邪阻鼻窍、迁延难愈。抗敏止嚏膏是根据自己多年临床经
验精心研究，治疗变态反应性鼻炎的有效院内制剂。方中桂枝、
白芍调和营卫，党参、黄芪补益肺气，健运脾脏，固卫御风；白
术健脾渗湿；防风、蝉蜕祛风散寒解表；诃子、五味子敛肺益
气；辛夷、细辛、地龙温肺通窍；甘草益气补中，调和药性。诸
药合用，共奏温肺健脾、益气固表、驱邪利窍、化湿止涕之效。

现代药理学研究表明：党参提高机体免疫力，激活网状内皮系统功能；配合黄芪使用，使机体免疫增强，改善血液流变学，增加血液循环；黄芪、白术、防风组成玉屏风散，能抑制肥大细胞的活性，减少炎症介质的释放，黏膜毛细血管通透性降低，改善鼻部黏膜过敏症状，伴有增强 T 淋巴细胞免疫的功能；蝉蜕稳定肥大细胞脱颗粒，抑制过敏介质释放，具有抗组胺作用；地龙抗炎消肿，改善血液循环，增强免疫力；五味子增强免疫，激活抗变态反应活性；辛夷显示抗炎、抗组胺，舒张平滑肌，降低血管通透性，减少炎性渗出作用，适宜各种鼻炎，能明显减轻症状；细辛抗炎、免疫抑制、扩张血管，具有良好的麻醉效果；荆芥、防风抗过敏，增强机体免疫系统功能；甘草抗炎、抗毒、抗过敏，甘草多糖成分能够刺激 T 淋巴细胞增殖，促进产生免疫球蛋白，调节免疫功能。依巴斯丁是第三代抗组胺药，能迅速减轻喷嚏、流涕、鼻堵、鼻痒等症状，但不能调节免疫功能。

从临床研究结果中看出，治疗组总有效率优于对照组，治疗后症状评分治疗组与对照组差异有明显统计学意义，外周血 $CD_3^-CD_{19}^+B$ 淋巴细胞治疗组表达也降低，明显优于对照组，

$CD_3^-CD_{19}^+B$ 淋巴细胞膜上的特征标志反映了患者的体液免疫水平，故检测 B 淋巴细胞对探讨各种疾病的免疫发病机制及药物疗效具有重要意义。本研究两组外周血 $CD_3^-CD_{19}^+B$ 淋巴细胞的表达率增高，与以往报道一致。两组外周血 $CD_3^-CD_{19}^+B$ 淋巴细胞阳

性率随病情加重而增加，治疗后逐渐减轻，与病情严重程度呈正相关。治疗组表达降低明显优于对照组，也佐证了 $CD_3^-CD_{19}^+B$ 淋巴细胞阳性率与过敏性鼻炎患者的病情变化密切相关。

综上所述，抗敏止嚏膏治疗过敏性鼻炎具有疗效好、无毒副作用、安全经济的优点，中医药治疗过敏性鼻炎有其独特优势，从多环节、多靶点上调节肺脾功能，增强免疫力，达到抗过敏的目的，该治疗方法值得基层医院使用。

几种产生咽异感症的病因及证治

咽异感症为多种疾病的临床综合征。其症状表现不一，有咽间似有炙脔，吞之不下，吐之不出者；有干涩隐痛，如烟呛火烤者；有咽间紧迫，涉及胸膺颈侧背着不利者。

产生咽异感症的病因很多，包括器质性和非器质性两类。前者首先是咽部疾病，如各型咽炎及舌、腭、扁桃体炎，以及咽黏膜的角化、囊肿、结石等；其次是邻近器官的疾病，如鼻窦炎、食管疾病、由颈椎及其软组织病变引起的颈肌症候群、环杓关节炎等；第三是远离器官的疾病，如心、肺、胃、胆囊等；第四是全身因素，如绝经期、变态反应、糖尿病及烟酒长期刺激等。非器质性病因大多为精神因素所造成。

咽喉为清空之窍，以通为用，乃阴阳之气出入之通道、津血气机上下之要冲。虽为方寸之地，然而十二经脉中，除手厥阴和足太阳间接通于咽喉外，其余均循行于咽喉。故凡肝失疏泄、胃失和降、脾气不升、阴虚火旺或郁火上烁者，均可使咽喉气机不畅、痰凝血瘀、火郁津伤而产生不同程度的异物感。

本着辨证与辨病相结合的原则，今就临床中几种常见病因的证治情况谈谈笔者的体会。

一、反流性咽炎：抑肝和胃，制酸利咽

咽为胃之入口，若饮食不节，寒温不适，喜怒无常，忧思过度，则肝失条达，郁而化火，胃失和降，逆而上冲，酸泛于上，咽关常受其蚀，故咽中时有灼热感、哽哽不利，同时伴见中脘嘈杂、泛酸、嗳气、口苦、苔黄诸症。

高鼓峰《四明心法·吞酸》有云："凡吞酸尽属肝木，曲直作酸也。河间主热，东垣主寒，毕竟东垣言其因，河间言其化也。"所以泛吐酸水虽有寒热之分，总以治肝为本。为此，笔者每取抑肝和胃、制酸利咽为法，偏热者拟左金丸合越鞠丸加减：黄连2g，吴萸5g，生山栀10g，瓦楞子12g，乌贼骨12g，香附米10g，郁金10g，青皮、陈皮各7g，鸡内金10g，神曲10g。

方中重用黄连之苦寒泻火，降逆止呕；少佐吴萸之辛温开郁散结，下气降逆。前者是实则泻其子之义，后者是用以反佐。瓦楞子甘咸，祛瘀散结制酸；乌贼骨收敛制酸；生山栀清散郁火；

香附开郁散滞；青皮、陈皮健胃化痰止呕；郁金疏肝解郁，理气散瘀；神曲健脾消食行气。诸药相合，具辛开苦降、泄肝和胃之功。肝郁散、胃气和、酸不泛上则咽中哽感可解。

偏于寒者，每伴见胸脘胀闷、嗳气腐臭、大便不实、苔白、脉弦缓等症。治宜温养脾胃，则于原方去苦寒之黄连、生山栀；加党参15g，白术12g，木香4g，砂仁4g，干姜4g以增强益气健脾和胃的功效。

二、鼻源性咽炎：益气升清，化浊利咽

所谓鼻源性咽炎是由慢性鼻窦炎尤其是后组鼻窦炎浊涕时时从鼻后下咽长期刺激咽部所造成的慢性咽炎，患者常以咽中异物感、频频咯痰而来就诊。细询痰之来源，则诉鼻后有黏痰时时下咽，同时伴见头昏、鼻塞、神疲等症状。

盖鼻窦有四组，位分前后，经络所系各有所主。其中额窦、上颌窦、前筛窦为前组鼻窦；后筛窦、蝶窦属后组鼻窦。前者太阳、阳明、少阳主之，属阳；后者太阴、少阴主之，属阴。后组鼻窦位置深邃，开口于鼻后道，一旦罹患则多表现为清阳不升，浊邪不化，浊涕色白，时时下咽。局部检查，可见咽后壁黏膜增厚、粗糙，滤泡呈团状或有黏液附着；鼻镜检查，可见中甲后端及筛区黏膜苍白，筛泡变性，中道后端有黏液，鼻咽部亦亦有黏液潴留。对此，笔者取益气升清、化浊利咽为法，拟补中益气

汤合苍耳子散加减：炙黄芪、党参、苍耳子各15g，白术、干地黄、白芍各12g，当归、木笔花各10g，黄柏、藿香、菊花、桔梗各7g，升麻、甘草各4g。

方中参、芪、术、升麻益气健脾，升清化浊；归、芍、地黄养血滋阴；黄柏、藿香、苍耳子、杭菊花、木笔花疏风清热，化浊通窍；桔梗、甘草清肺化痰利咽。共奏清阳升、浊邪化之功，使涕不下咽而咽中爽利。

三、颈肌群综合征：调理气机，柔肝通络

咽处颈椎之前，颈部诸肌包绕之中，乃津血气机上下之要冲，足厥阴之脉，挟胃，属肝，络胆，上贯膈，布胁肋，循喉咙之后，上入颃颡，连目系。肝属木，乃生气所寓，为藏血之地，其性刚，喜条达，体阴而用阳。若七情内伤或六淫外束，则木郁不达，每见咽中勒索感或如有芒刺哽咯不爽；伴颈侧紧迫、酸胀，肩背牵掣不利而无明显压痛点。人以气为本，气和则上下不失其度，运行不停其机。治当调理气机，柔肝通络。拟逍遥散出入：醋柴胡5g，白芍12g，西当归10g，茯苓10g，白术12g，薄荷5g，鸡血藤10g，络石藤10g，陈木瓜12g，桑枝10g，姜黄4g，郁金10g。

方中柴胡疏肝解郁，当归、白芍养血柔肝，少佐薄荷以增强其疏散条达之功；木瓜、鸡血藤、络石藤、嫩桑枝祛风舒筋，养

血通络；郁金、片姜黄行气滞，散风活血通络；茯苓、白术培补脾土。全方肝脾并治，体用兼顾，肝气条达，气机畅通，则咽部勒索紧迫感可逐步缓解。

四、局灶性咽异感症：外治诸法，辨证选用

很多咽部黏膜及其他组织的病变均可引起咽部的异物感。如咽黏膜的角化、滤泡增生及慢性腭、舌、扁桃炎、咽侧索肥厚等，运用中医的烙、刺、吹、飞刀等传统疗法，针对局部的情况辨证施治，以疏通气机，消痰散结，泄热消肿，祛瘀生新，常可取得事半功倍之效。

在《喉科紫珍集》里就有"此症因受气郁于心或因酒、湿、痰而起，在喉两边两条硬筋，其色红为甸气，在喉小舌下如核者名梅核气，或在舌根上青白色如蚬肉……法治吹本下刀，去血吹秘，逐日如是，去尽紫血，方可下烙"的记载，在《四十一种气子》里又有"气子如珠郁气因，或红或紫在喉中……治法用刀先刺破，还将秘药上收功"等文字，详尽地描述了使用烙、刺、飞刀等手术治疗咽异感症的方法和适应证。

现将笔者在临床中根据咽喉局部情况进行辨证施术的方法介绍如下：

1.气滞痰凝者：咽中如有炙脔，吞之不入，吐之不出，或似有黏痰、芥蒂。局检咽黏膜增厚，侧索肿胀，后壁滤泡扁平如

团，舌扁桃体增生如蚬者，乃气机不畅，脉络受阻，日久血瘀痰凝，聚而有形，治取刺、烙以疏通气机，消瘀散结，每周1次。

（1）压舌板在舌体前1/2处向后捺，充分暴露口咽部，以银针雀啄样浅刺咽后壁下方，以渗血为度；再以眉刀浅划肥厚的舌扁桃体表面。

（2）压舌板一松一按，乘患者作呕之机，选烧红的烙铁在麻油棉片上沾一下，迅速轻烙会厌喉面边缘，重烙舌扁桃体表面。

（3）药风鼓吹入通用消肿散。

2.热郁血瘀者，咽间哽哽，干咯不爽，或似芒刺，灼热隐痛；局部可见咽黏膜暗红或角化，后壁红丝如蔓，滤泡盈红如珠，相缀其间，两侧索充血肿胀。治取飞刀、点烙泄热散结，每周1次。

（1）充分暴露口咽部，右手持尖刀在咽后壁毛细血管扩张处、角化的黏膜表面、两侧索及滤泡上迅速浅划出血，每次十余刀。

（2）小号烙铁点烙滤泡、角化之表面黏膜。

（3）药风鼓吹入养阴生肌散。

以上诸法，随机配合应用。近年使用微波电凝术，亦可取得很好的效果。

引起咽异感症的病因很多，以上仅举临床中常见几种的证治体会，谬误之处敬请指教。

喉痛证治五法

一、疏风散结法

喉痛暴起，伴寒热声嘶、哮吼性呛咳、吞咽困难为其辨证要点。局检常见声带披裂水肿，偏于风寒者则苍白如鳔，风热甚者则红丝缭绕。此乃风邪袭肺，风痰壅滞喉关，多属急性喉炎范畴，以小儿为多发。治宜疏风化痰散结以止痛，六味汤加减：荆芥、防风、大贝、桔梗、前胡各7g，薄荷、蝉蜕各5g，僵蚕10g，甘草4g。热甚者，加牛蒡子、黄芩、射干各10g，以清热解表散结；寒重，加紫苏7g，生姜三片，以助其温散。

二、泄热散结法

症见喉痛剧烈，语音含混，吞咽困难，但无哮吼性呛咳。检查咽关多无明显红肿，间接喉镜下见会厌高度充血水肿。患者常伴心烦不安，舌红苔少，脉数。系由心包、三焦两经火气郁结于咽喉而发病。西医诊断为急性会厌炎，中医称急喉痹。临床采用中医研究院（现中国中医科学院）耿鉴庭教授家传六世验方丹栀射郁汤加减，以泄热解郁，散结止痛。

案例 高某，女，45岁，会计。1991年4月6日初诊。

喉痛伴发热1天，刻下汤水不入，咽下阻塞，强咽如有爬坡感，讲话含混，身热心烦。间接喉镜下见会厌肿胀如球。舌红苔薄，脉数。临床诊断为急性会厌炎。方取丹栀射郁汤加减：丹皮、生山栀、连翘、射干、郁金、僵蚕、赤芍、赤苓各10g，枇杷叶5g，甘草4g。药服3剂，会厌肿胀明显消退，喉痛随之减轻。再服5剂，诸症悉除。

三、生津利窍法

本法广泛应用于阴虚火旺，喉关阴津暗耗失于濡养，开阖艰涩而引起的喉痛。轻者喉间暗红无津，干咯隐痛，不耐多言；重则枥间区溃疡白点，灼痛难忍，声嘎不扬。治当养阴清热，生津利窍。自拟经验方玄参润喉方出入。方中玄参、生熟地、玉竹滋阴清热，人参叶、花粉清热生津；归、芍柔润养血，缓急止痛；桔梗载诸药上升；腊梅花清凉利咽，更具活血通络之功。全方金水并调，生津利窍，则枢机滑利，疼痛可止。

四、导龙归海法

水亏于下，火浮于上。喉痛位于结喉一侧，少阴经脉循行之所。痛有定处、明显压痛甚于酒后，饮食讲话无碍、劳则加剧、缠绵不已是本证的特点。检查咽喉多无明显红肿见症。西医每诊为喉上神经痛，中医则责之雷龙之火浮越，方用金匮肾气丸加减。

案例 周某，男，63岁。1992年8月4日初诊。

结喉右侧隐隐作痛，甚于酒后，时作时止已半载，局部检查除甲状软骨右侧大角下有明显压痛外，咽喉均无异常。舌质微红，苔薄，脉细。询及患者常有头昏乏力、口渴不欲饮、腰酸、掌跖灼热等症状。取壮水制阳，导龙归海为法：熟地、山药、玄参各12g，丹皮、泽泻、茯苓、当归、白芍各10g，山萸肉18g，肉桂3g。药服15剂，诉结喉右侧疼痛明显改善，仍拟原方续服15剂而痛止。

五、温经通络法

《千金要方》载："邪入于阴，传则为痛喑。""痛喑"者，声痛声嘶也。本症临床并不少见，多由风、寒、湿三气乘虚侵袭喉关，阻滞经络关节，为痹为痛，亦即西医所称之"环杓关节炎"。外邪入侵初期，当以宣散为先；若迁延失治或误投寒凉、滋腻，则往往邪留枢机，气滞血瘀，关节活动不利，导致长期声痛声嘶，则非温通而难解。取蠲痹汤化裁。

案例 夏某，男，24岁。1988年8月初诊。

因酷暑登高露宿，次日晨起即失音。发声痛甚，伴恶风头痛、周身酸楚。在某医院诊为"环杓关节炎"而予抗生素、激素治疗，声嘶虽改善，但发声疼痛却始终不解，时轻时重，受凉则声痛声嘶加剧，迁延半年后来本科门诊。间接喉镜下见右杓区肿胀，声带边缘有丝状充血，发声时声带活动受限。考虑为风邪入络，日久阳气被遏，脉络滞涩所致。治当温经以通络，益气以升阳。蠲痹汤化裁：桂枝、红花各6g，羌活4g，生黄芪、党参各15g，当归、赤芍、络石藤各10g，桔梗7g，甘草4g。服方10余剂，杓区肿胀明显消退，声带运动改善，声嘶声痛渐解。

舌灼痛证治三要

舌灼痛（BMS）是指舌体的一部分或全部有自发的灼热、疼痛感，而检查舌体表面无明显溃疡、糜烂，仅有乳头的增生或萎缩，以及充血、水肿等一般变化者。患者常因久经治疗而效果不佳，发病原因不明而产生烦恼和恐惧。

舌体由舌之肌肉、血脉、经络所组成，是多气多血的器官。杨云峰在《临证验舌法》中指出："查诸脏腑图，脾、肺、肝、肾无不系于心；核诸经络，考手足阴阳无不通于舌。"由此可见，舌与体内脏腑气血的盛衰、变化有着密切的关系。舌体之活润，全赖气血之充养、津液之濡润、经络之通畅。反之，则舌红干枯、芒刺突起、龟裂干瘪或青筋虬扎而产生灼热、疼痛、麻木、粗糙等不适感觉。因心主血，脾主肌肉，肝主筋，肾脉上挟舌本通舌下，因此笔者在治疗舌灼痛的过程中，注重生津、养血、通络三个环节，而采用清心安神、调养脾胃、柔肝通络、壮水制火等法而获效，现分述于下。

一、清热宁心，壮水制火

舌为心之苗，心气通于舌，心主火，其位在舌尖，故初起凡舌尖红、芒刺突起、灼热疼痛、口干溲黄伴心烦不寐者，多责之心经热炽，火炎于上。方取清营汤加减：玄参、生地、连翘、赤芍、麦冬、柏子仁、丹皮、莲子心、竹叶卷心各10g，金银花15g，黄连2g。方中玄参、麦冬、生地养阴清热，生津润燥；连翘心、莲子心、竹叶卷心、黄连清心除烦；合赤芍、丹皮寒凉辛散之品以凉血散血止痛。全方具泄热生津、清心宁神的作用。

若日久见舌痛，偏在舌根入夜为甚，口干不甚求饮，伴头昏目花、耳鸣腰酸、心烦不寐等症状者，则属水亏于下，火炎于上，水火不能相济。治当壮水制火，方取清离滋坎丸（《杂病源流犀烛》加减：生地黄、熟地黄各12g，山药、泽泻、茯苓、丹皮、当归、白芍、黄柏、麦冬各10g，山萸肉18g，肉桂3g。方中六味地黄滋补肾阴，壮水制阳；黄连清心除烦，黄柏苦能坚肾泻相火，合当归、白芍、麦冬泻火育阴，养血清心；肉桂一味下行温肾，合大队养阴药以引火归原，配黄连交通心肾。全方合苦寒、甘寒于一炉，以达火折水生之效。

案例 薛某，女，65岁。1990年2月9日初诊。

患者因舌灼痛1年来诊，由于病程漫长，饮食艰难，曾求治于多家医院，诊为舌炎、舌乳头炎，屡投导赤散、清胃散等清胃泄热、凉血解毒、泻心利尿之剂，以及多种维生素类药而未能获效。就诊时，患者口干咽燥，舌红无苔、芒刺突起犹如杨梅、灼痛不已，同时伴心烦不寐、头昏目花等症。辨为阴血不足，心火内炽。取清营汤合天王补心丹加减。

2月20日二诊：患者诉前方先后服用10剂，效果仍不明显。细询舌痛偏于根部，其口虽干但不欲饮，烦热而四末不温，且腰酸乏力，呈现真阴亏损、君相火旺、水火不能相济的情况，乃投清离滋坎丸加肉桂5剂。

2月26日三诊：患者舌灼痛明显改善，嘱其按原方再服10剂。

3月28日四诊：诉上方前后服30余剂，诸症逐步改善。配六味地黄丸合天王补心丹，早晚各服6g，以善其后。

二、健脾养胃，活血通络

脾主肌肉，舌以肌肉为本，赖阴血以濡养，借精气以为用。若长期脾胃失调，生化之源不足，精气不足以上承，阴血不足以濡养，久则脉道瘀滞，舌本萎缩，出现舌体麻木灼痛，持续不解，舌质暗红瘦小，表面光亮无苔如猪肝或龟裂暗晦，口干，唾液黏稠呈丝条状，咀嚼食物粗糙多渣，全身乏力，面色无华，气短神疲，脉细无力。临床中常以益气养阴、化瘀止痛为法，方取八珍汤合沙参麦冬饮加减：太子参、小生地、石斛各15g，天花粉、白术、茯苓、当归、赤芍、玉竹、扁豆子、丹参、麦冬各10g，甘草4g。方中四君子益气健脾；归、芍、生地养血清热；

玉竹、花粉、石斛、扁豆子养胃生津；丹参、赤芍活血通络止痛。涎为脾液，金津为胃津上渗之道，脾气得升，胃阴得复，则舌体滋润，气血通畅，舌痛可止。

三、养血柔肝，搜风解痉

患者多为中老年女性，肝血素亏，外由风寒乘虚入络，寒凝气滞，筋脉失其荣养，挛急而痛。其临床特点是舌痛呈阵发性掣痛，以舌边后下缘明显，常放射至咽下。患者每因久治不愈、原因不明而产生恐惧心理，方取加味五白散（自拟方）：当归、白芍、鸡血藤、白附子、炙僵蚕、白芷、白蒺藜各10g，陈木瓜、干地龙各12g，制南星、全蝎、炙蜈蚣各4g，细辛3g。另用三棱针舌下青筋刺血。《灵枢·筋脉》载："肝者筋之合也，筋者聚于阴器而脉络于舌本也，故脉勿营则筋急。"今取归、芍、木瓜、鸡血藤养血柔肝，舒筋缓急；全蝎、蜈蚣、僵蚕、地龙、白附子为肝筋风痰要药，功善祛风镇痉、散结止痛；制南星辛开苦泄，善于走散，能祛经络之风痰；白蒺藜疏肝解郁，善祛在上之风邪；细辛、白芷祛风散寒止痛。全方共奏养血柔肝、搜风解痉、散结止痛之效，三棱针刺舌下青筋出血达到清瘀通络、散结止痛的目的。

案例　蒋某，女，52岁。2000年7月19日初诊。

患者从事缝纫工作，半年前因劳累后感受风寒致舌边右侧后缘阵发性掣痛，如锥如刺，甚时放射至咽部，讲话、咀嚼、吞咽均受影响。曾多次在地方及外地口腔医院检查，多诊为轮状乳头炎、舌边溃疡、右侧上下磨牙咬合不良机械性损伤等，使用抗炎、维生素等药治疗，乃至先后拔除右侧上下磨牙数个而舌痛仍持续不解。询及患者，因舌痛而焦虑不已、心烦易躁，同时伴见头昏肢麻。局部检查则见舌质暗红、苔薄欠津，右侧轮状乳头虽肿胀，但无明显溃疡及压痛点，在舌边下方见青筋怒张暴露。证属肝血不足，风寒袭于脉络，痰凝气滞，筋脉挛急。治取养血柔肝、搜风通络解痉为法，服加味五白散5剂，予舌下刺血。

7月26日二诊：患者诉舌痛程度稍缓解，仍间断发作。拟原方出入，先后服用30余剂，舌痛渐止。

清阳散火汤加减治疗智齿冠周炎30例

智齿冠周炎，中医学称为"牙痈"。每由智齿阻生，复感外邪而起。临床表现为恶寒发热、智齿冠周肿痛、牙关挛急等症。笔者自1968年以来，应用陈实功《外科正宗》之清阳散火汤加减治疗本病，取得较为满意的效果。今就临床资料较完整的30例小结如下。

一、一般资料

1.性别与年龄：30例患者中，男性14例，女性16例；年龄最大者67岁，最小者20岁。

2.病程与其他：病程最长者2年，最短者3天。其中因智齿阻生而罹患者27人，张口不利、门齿开阖在1cm以下者5人，1~2cm者18人，2cm以上者7人。

二、方药介绍

清阳散火汤加减：荆芥5g，防风7g，炒牛蒡、威灵仙各12g，桂枝、升麻、白芷各4g，生石膏60g，当归、赤芍、白蒺藜、净连翘各10g，葱白头（连须）7枚。

加减法：凡冠周焮红肿痛漫及咽关，势欲作脓者，去桂枝、葱白，加金银花、天花粉、酒炒大黄；冠周红肿不甚，牙关拘紧僵硬，日久不退，宜去生石膏、连翘，酌加川芎、生黄芪、络石藤。

三、治疗结果

本组30例患者均获消肿止痛、恢复张口功能的效果。其中服药3~6剂者23例；7~12剂者4例；13~20剂者3例。其中智齿阻生者，诸症消退后均须作手术处理。

四、典型案例

案1　都某，男，35岁，农民。1982年3月14日初诊。

患者右下智齿阻生、冠周肿痛反复发作1年。近两个月因感外邪致冠周肿胀化脓，脓液穿颊成瘘，牙关挛急，至今张口不利。检查：患者面黄形瘦，身无寒热，口内右下龈颊红肿，智齿萌出，龈瓣覆盖其半，牙关挛急，张口仅约1.2cm，腮颊硬肿不红；前方有一瘘口，按之有黄色稀脓外溢，味微腥臭。X光摄片见右下第三磨牙阻生，其根尖周围骨膜有炎性增厚。舌苔薄黄，脉微数。恙由智齿阻生，阳明蕴热，复感外邪，热胜血涩，化腐成痈，日久穿颊成瘘。法当疏风清热活血，方取清阳散火汤加减。

处方：荆芥5g，防风7g，炒牛蒡、威灵仙各12g，白芷、桂枝各4g，生石膏60g，当归、赤芍、白蒺藜、净连翘、天花粉各10g。5剂。外治：瘘口内插红油膏药捻，外敷金黄散。

3月20日复诊：药后牙龈肿胀明显消退，瘘口内脓液渐减，唯腮颊硬肿、张口不利如故。仍取原方，去天花粉；加桂枝3g，葱白头7枚。续服5剂。外用药同上。

药后瘘口逐渐愈合，张口功能日趋改善。再以原方去牛蒡、石膏，加党参、黄芪各15g，又服10剂获愈。

案2 黄某，男，67岁，农民。1983年12月7日初诊。

3个月前，因龋齿拔除右下第三磨牙；复感外邪，致龈颊肿痛，牙关挛急。经使用抗生素、激素，牙龈肿痛好转，但腮颊硬肿、张口困难却有增无减；又连续使用青霉素等抗菌药物70多天，终未获效而来本科就诊。检查：患者神疲畏寒，龈不肿，右侧腮颊漫肿、不红不热，触之坚若烤馍、稍感酸痛，张口仅0.5cm，舌苔薄白，脉沉紧。证属拔牙后风邪乘虚入络，筋脉挛急，气血凝滞。治宜祛风活血，温经通络。

处方：荆芥5g，防风7g，升麻、白芷各4g，炙僵蚕、白蒺藜、当归尾、赤芍、川芎各10g，生黄芪15g，川桂枝5g，葱白头（连须）7枚。3剂。另以上药之药渣置锅中炒干，加酒、醋各半烹湿，布包做局部热敷，不热再如法加温敷之，连续3次。

药后腮颊漫肿明显消退，张口达1.5cm。原方续服3剂，硬肿已软，张口渐趋正常，又服3剂，诸症悉平。

疏肝理脾为主治疗淋巴管瘤

淋巴管瘤是淋巴管内发生的良性肿瘤，其组织结构主要由大小不等、形状不规则的淋巴管及窦腔所组成，好发于舌、唇、颊等部位，并常与血管瘤并存。笔者自1984年以来，以疏肝理脾法为主，配合软坚散结化瘀之品，治疗5例淋巴管瘤，均取得满意效果。现介绍典型病例一则，供同道参考。

案例 王某，男，50岁。1990年12月5日初诊。

患者2个月前因左颊内生一条索状肿块，经南京市口腔医院病理检查，报告为血管淋巴管瘤，使用抗生素治疗观察1个月，肿块未见缩小而来我处门诊。局部检查：见左颊内腮腺开口处前方有一隆起，表面黏膜光滑，色泽如常，扪之黏膜下深层有一核，其基底约2cm×2cm×1.5cm，质中，无压痛，边缘不清，舌苔薄白而腻，脉平。

辨证施治：痰核位在脾之外窍、少阳之络，外观不红，触之不痛。此乃气滞筋脉，痰凝血瘀。治当疏肝气以散结，理脾气以化痰，佐以活血软坚。

处方：柴胡5g，当归、赤芍、茯苓、香附各10g，木香7g，青皮、陈皮各5g，苍术、昆布、海藻、黄药子各12g，制南星4g，牡蛎12g，生姜3片。

服药5剂，左颊内黏膜表面之隆起平复，其深层肿块缩小为1cm×1.5cm×1cm，边缘不清，质软，舌苔薄白，脉平。原方加桃仁10g。服10剂后，颊内肿块基本消退，扪之稍有痕迹。再服原方10剂后，患处已无不适，扪之黏膜下深层平坦。逍遥丸2瓶，早晚各服6g，以资巩固。

体会：脾主运化，肝主疏泄。脾失健运则痰湿滋生，肝失疏泄则气机不畅，痰随气结，凝滞筋脉，血行受阻，进而气、痰、血三者相搏其间，聚而有形，为核为瘤。朱震亨认为："善治痰者，不治痰而治其气，气顺则一身津液亦随气而顺矣。"张介宾谓："痰，脾健则无，脾弱则有，而脾败甚矣"。因此，治疗淋巴管瘤，以疏肝理脾作为求本之法，配合软坚、散结、化痰之品，可以获得较好疗效。

眼病辨治体会

一、春季卡他性结膜炎：发郁热，重在理脾化浊

春季卡他性结膜炎，中医称"玛瑙翳"。临床以白睛暗红、睑结膜滤泡似玛瑙样增生、生眵如丝、目痒砂涩、病程漫长为特征。

初期者，治当发散脾肺郁热，方用清脾散（《审视瑶函》）加减：藿香5g，防风7g，白芷4g，生石膏60g，山栀10g，桑叶、桑皮各10g，连翘10g，赤芍10g，木贼草10g，菊花5g，荆芥5g，地肤子12g，茵陈12g，生苡仁10g。

病久者，治当理脾化浊，方用调脾消毒散（《审视瑶函》）加减：白芷5g，防风5g，藿香5g，陈皮5g，白术10，茯苓10g，连翘10g，天花粉10g，地肤子10g，佩兰10g，粉甘草4g。

案例 邓某，男，15岁，学生。1993年10月4日初诊。

两眼患春季卡他性结膜炎7个月余，在数家医院诊治，仍

目赤痒痛，畏光，视物模糊。诊得两眼球结膜黄褐色增厚，角膜暗滞，睑内滤泡如卵石铺路，眵出以手拉之如丝，舌苔薄黄腻。证属邪壅脾肺，拟调脾消毒散出入。基本方去陈皮、天花粉、佩兰、甘草；加生苡仁10g，生山栀10g，赤芍10g，桑白皮10g。每日1剂，水煎服。外用1％硼酸眼药水洗眼，黄连素眼药粉点眼。

治疗10天后，两眼黑白有神，眼睑内滤泡消失，余症亦除。原方去山栀，加佩兰10g，再服10剂，巩固而愈。

二、树枝状角膜炎：退云翳，力求轻清轻散

树枝状角膜炎以角膜浅层溃疡似树枝状浸润而得名。临床表现目痛连额、眼睑挛急、畏光溢泪等症状。治疗当力求轻清轻散，笔者常用自拟"散云汤"随证加减：荆芥5g，防风5g，桑叶7g，菊花7g，蝉蜕5g，连翘10g，赤芍10g，当归10g，木贼草10g，草决明10g，密蒙花10g。

案例 徐某，男，22岁，职工。1993年5月10日初诊。

患者5岁时曾患树枝状角膜炎在本科治疗而愈。半月前因感冒发烧3日，旧恙复发，右眼剧痛，痛连前额，畏光溢泪，视物模糊，经某医院使用抗生素、抗病毒及维生素等药物治疗未效而来本科门诊。诊见右眼睑挛紧，畏光流泪，结膜睫状充血，角膜表层雾气笼罩，10点至1点钟处有散在雪花样浸润，并连接成

片，舌苔薄白，脉浮。此风热犯于风轮，取祛风清热为法，服散云汤6剂后诸症大减；结膜睫状充血消退，角膜上缘仅留淡淡痕迹，原方再服3剂告愈。

三、中心性视网膜炎：益肾兼顾肝脾以治本

中心性视网膜炎以患者自觉眼前或似蛛影随目而动或视物扭曲变形、时感头昏目胀、视网膜黄斑区渗出水肿等为主要见症。初期治当滋水清肝，养血明目，取杞菊地黄丸合逍遥散出入；病之后期当健脾益肾，升清化浊，方用十全大补汤加陈皮5g，生苡仁12g。

案例 储某，男，54岁，工人。1985年10月12日初诊。

患者业锻工数十年，近半月情志不畅，加之连续劳作，炉火熏灼，自觉右眼前有一黑影随目而动，视物模糊，伴头昏目胀、心烦易躁。诊见面红口干，结膜红丝缕缕；眼底检查见视乳头界限清楚，动脉反光增强，静脉紫胀，管径不均匀，右侧黄斑区肿胀，有大片星状渗出，中心反光消失。远视力：右0.4，左1.2。舌苔黄，脉弦细。证属水亏木旺，土受木乘而不能制水，子盗母气而阴精暗耗。治宜疏肝和脾，益肾明目。

处方：醋柴胡5g，当归10g，白芍10g，茯苓10g，白术10g，泽泻10g，楮实子10g，生苡仁10g，山药10g，干地黄10g，丹皮7g，菊花5g。每日1剂，水煎服。

上方服用20剂，眼前黑影明显变淡、黄斑区渗出大部分吸

收，中心反光隐约，远视力右眼0.5。原方加肉桂3g，续服10剂。诸症日趋消退，远视力右眼1.0，予杞菊地黄丸合逍遥丸，早晚各服5g，以善其后。

四、眼底出血：辨虚实，行血利于止血

眼底出血，临床中概以虚实为辨。凡见视力骤降，眼底盈红一片或视网膜呈大面积火焰状出血，静脉怒张，动脉痉挛；伴头昏目胀，心烦易怒，口苦咽干，便秘溲赤，舌红，脉细数者属实。视物昏花，面目虚浮，眼底出血呈点状或小片状散在深层；伴腰酸耳鸣，脉细者，属虚。实者宜清热凉血，逐瘀生新。取生地大黄汤（《千金翼方》）加味：生地30g，生大黄6g，丹皮10g，炒山栀10g，大蓟、小蓟各10g，地榆炭12g，紫花地丁12g，白茅根20g。虚者当养中寓散，取生蒲黄汤加减：生蒲黄、熟蒲黄各10g，当归10g，赤芍10g，丹皮、人参各10g，大蓟、小蓟各10g，茜草10g，郁金10g，川芎5g，生地15g，清阿胶15g，旱莲草12g，女贞子12g。

案例 秦某，男，60岁，干部。1991年8月10日初诊。

患高血压、糖尿病数年。去年春，右眼骤然失明，曾在上海某医院诊为眼底出血、玻璃体混浊。虽经治疗，视力未见明显改善。3天前，左眼又感模糊一片，今来本科门诊。诊见其体态丰腴，头昏面红，口干热臭，便秘。舌苔薄黄，脉弦数。BP：

160/100mmHg，尿糖（＋）。远视力：右眼前手动，左眼0.06。右眼玻璃体混浊，眼底不能窥见；左眼底见视乳头界限清，动脉细，反光增强呈铜丝样，静脉充盈，其比例1：2，有明显交叉压迹可见，视网膜颞上方及黄斑区均有一片浅层鲜艳出血斑及机化斑。证属水亏火旺，血溢目内。治宜清肝泻火，行血止血。生地大黄汤加味。

处方：生地30g，生大黄5g，桑叶10g，丹皮10g，赤芍10g，生山栀10g，大蓟、小蓟各10g，茜草10g，蛤黛散10g（布包），石决明12g，地榆炭12g，白茅根12g，杭菊花5g。每日1剂，水煎服。平时所服降压、降糖及维生素类药照用。

治疗1周后，左眼底视网膜出血斑范围明显缩小，远视力左0.08，BP158/90mmHg。前方去蛤黛散、生山栀，酌加活血化瘀之品，如桃仁、生蒲黄、熟蒲黄、红花、女贞子、墨旱莲、参三七末等。前后服用30余剂，左眼底出血斑吸收。远视力：右眼前数指，左0.2。改予明目地黄丸，1日3次，每次10粒。1年后随访，眼底出血未发，左眼视力提高到0.4。

五官科验案

一、声带息肉

顾某，女，39岁，工人。1982年6月5日初诊。

患声嘶伴喉痒呛咳3周。在某医院诊为声带息肉，建议摘除，因畏惧手术而来我院求治。诊得咽关暗红，喉底赤丝显露如哥窑纹，气子丛生。喉镜下右侧声带有一息肉峙立，如火柴头大，色殷红，发音时闭合不良。伴见两颧微赤，掌跖灼热，便秘溲黄，腰酸无力，舌瘦质红少津，脉弦细。证属肺肾阴亏，虚火上炎，络伤血瘀。

处方：南沙参、北沙参各15g，野百合12g，天冬、麦冬各10g，生地、熟地各12g，山萸肉18g，当归尾10g，赤芍12g，生蒲黄10g，藏青果12g，桃仁10g，酒炒大黄6g（后下）。

服药7剂，发音清亮有加，声带息肉明显缩小、色淡，余症渐退。嘱按原方继服半月，复查声带息肉已敛迹。

按：喉以候气属肺，足少阴之脉循喉咙、挟舌本。肺肾阴亏，乏液濡润，则喉为之痹，声为之变。方取百合固金汤加减，以养阴润肺、金水并调。因声带息肉殷红如朱者，是为阴虚阳亢、络伤血瘀所致，故于养阴中参入桃仁、蒲黄以活血化瘀；更加酒炒大黄一味，借其走而不守之性，增强化瘀之功。如此攻补兼施，动静结合，则息肉不取而自敛。

二、慢性咽炎

孙某，男，43岁，社员。1980年2月1日初诊。

病起咽痛难以吞咽，伴恶寒发热。经抗生素治疗，诸症缓解，唯咽痛隐隐不除，且口干咽红，频作清嗓已两个月。旬前就诊于本科，考虑风热化燥，当即予玄参、麦冬、青果、甘草、桔梗等养阴清热之品。服药3剂，咽痛反剧。复审其症：患者大便溏薄日久，纳少嗳馁，四肢不温，咽虽红而不艳，蒂丁水肿如泡，口虽干却喜热饮，舌嫩色淡苔薄，脉来细弱。证属脾阳不足，阴火上越于咽。拟补中益气汤加减：炙黄芪15g，党参15g，白术10g，柴胡1.5g，升麻2g，陈皮5g，桔梗7g，甘草4g，肉桂心1.5g。

服药3剂，诉咽痛大减，饮食得增，大便已趋成形。方证既符，原方续服5剂，诸症悉除。

按：慢性咽炎属中医"喉痹"范畴。潘保真的《喉科心法》中有"阳证喉痹"与"阴证喉痹"之分。临床所见虽以阳证喉痹居多，但亦非尽属于火。《伤寒论》第317条以通脉四逆汤加桔梗治少阴病下利清谷、里寒外热、手足厥逆、脉微欲绝兼有咽痛者，便是突出的例证。本案所见诸症，为貌实本虚、脾阳不足、阴火上乘之象，故取参、芪、术以益气健脾，升、柴以升举清阳，肉桂引火下行，甘、桔散结利咽。俾中阳一振，则脾气散精，游溢精气上承，咽喉得以濡润矣。

三、过敏性鼻炎

邹某，男，19岁，学生。1974年10月5日初诊。

病后体虚，复受外邪，头痛、鼻塞、失嗅已半载。今稍感风邪即喷嚏连连，面色无华，食少乏力。两鼻中下甲苍白水肿，下道黏液清稀。舌嫩边有齿痕，苔薄白，脉细。证为正气不足，清阳不升。

处方：党参15g，生黄芪15g，白术10g，升麻4g，桂枝3g，白芍10g，防风7g，苍耳子15g，僵蚕10g，川芎10g，白芷3g，生姜三片，大枣七枚。

服方10剂，除嗅觉尚未恢复外，诸症已解。配补中益气丸500g，早晚各服10g，药后嗅觉逐渐恢复。

按：过敏性鼻炎，类属中医"齁嚏"一症。本例患者大病之后出现一系列脾肺阳虚、表虚易感见症，故方中重用参、术、升麻益气升阳，合芪、防、桂、芍固护卫阳，配苍耳、白芷、僵蚕、川芎宣通鼻窍，佐姜、枣调和营卫。内外兼顾，病乃得痊。

四、渗出性中耳炎

李某，女，35岁，化验员。1978年7月3日初诊。

右耳闭塞，听力下降，发轫于感冒之后，已历1个月。曾在某医院作鼓膜穿刺，抽出清稀液十余滴，症情暂得缓解。但2日后，复又如故。刻下耳闭如蒙，舌苔薄白，脉缓，余无明显不适。检查：见右耳鼓膜呈琥珀色。音叉试验：任内气导小于骨导（右），韦伯偏右。鼻窍内黏膜红润肿胀，下鼻道有浊涕少许，其味不臭。中医辨证：属风热夹湿，阻遏清窍。

处方：荆芥7g，防风7g，杏仁、薏苡仁各10g，蝉蜕7g，连翘10g，生山栀10g，豆卷10g，鱼腥草12g，桔梗7g，远志10g，木通10g。配合局部按摩、导引，一日2次。

用药10天，诸症消失，经追访至今未发。

按：中耳渗液，多与风、热、湿三者关系密切，故中医又有"风聋""湿聋"诸称。本例为湿热胶滞、缠绵难愈之症。笔者自拟"消水方"颇为应手。本方效吾师干祖望"耳聋治肺"的经验，熔宣肺通窍、清热渗湿于一炉，尤重宣透、清化。盖肺主一身之气化，肺气宣通，升降得宜，则湿化热清，耳窍自然轻灵。

介绍"茶方"八首

茶方，取材简便，用药轻灵，随时饮用，清香爽口。取效于无意之中，患者乐意接受。今介绍笔者常用数方，仅供参考。

1.口臭方

组成：藿香5g，西砂仁4g，佩兰叶5g，陈皮5g。

功用：健脾和胃，芳香化浊。

适应证：脾胃不和，浊邪不化，口干热臭。

2.梅核气方

组成：川朴花3g，佛手花3g，玫瑰花3g，陈皮4g。

功用：疏肝理气，和胃降逆。

适应证：肝失疏泄，胃失和降，喉间如有炙脔，吞之不入，吐之不出。

3.益气生津饮

组成：参须10g，麦冬10g，乌梅4枚。

功用：益气养阴，生津止渴。

适应证：气阴不足，虚火上炎，口干咽燥。

4.开音饮

组成：胖大海二枚，木蝴蝶3g，桔梗4g。

功用：清咽化痰开音。

适应证：肺气失宣，声嘶音哑。

5.明目饮1号

组成：杭菊花4g，草决明10g，金银花10g。

功用：清肝明目。

适应证：风热上扰，头昏目眩。

6.明目饮2号

组成：杭菊花4g，甘枸杞7g，草决明10g。

功用：养阴清肝明目。

适应证：肝阴不足，视物模糊。

7.清暑饮

组成：新荷叶1角，竹叶卷心20根。

功用：消暑清心。

适应证：暑热心烦头昏。

8.清心利尿饮

组成：淡竹叶10g，莲子心5g。

功用：清热利尿，引热下行。

适应证：口糜，舌痛。

山豆根毒性反应1例报告

近年临床上山豆根毒性反应时有发生。笔者先后碰到4例具有轻重不同反应的患者，今录其中1例报告如下。

王某，女，43岁，干部。1989年2月27日21时急诊。

患者于当日下午，因恶风、身热、咽痛、咳嗽2天，就诊于本院内科。以其风热见症而予疏风宣肺、清热利咽之剂。

处方：荆芥、防风、薄荷、法半夏、橘红各6g，杏仁、牛蒡子、桔梗、山豆根各10g，甘草3g。2剂。

是晚，药服头煎；5分钟后，患者初感舌体、口唇麻木，满腹疼痛；继则头皮麻木发紧，下腹持续绞痛；呕吐1次，为胃内容物及药液，当即来院急诊。

诊得患者神清，痛苦面容，呻吟不已。心率每分钟90次，律齐。两肺野清晰，腹平软未扪及肠形、包块及固定压痛点。肠鸣音稍亢进，舌苔薄白，脉浮数。

处理：扑尔敏10mg肌注，嘱其频饮红糖生姜茶。半小时后，诸症逐渐缓解。次日仍感周身无力，两眼发胀疼痛，卧床1天而愈。

体会：

1.山豆根，大苦大寒，功能清热解毒、利咽消肿。苦寒为脾胃所恶，故《本草害利》有"食少而泻者，切勿沾唇，虚人亦忌"的训戒。《本草正义》亦指出："今人专治咽喉肿痛，则直折火毒之上炎，亦惟实热闭塞者，方为合宜，而风邪外束之喉痛，尚需辛凉开泄者，则必不可早投，反恐遏抑不宣，重增其困。"临床资料证明，本品毒性虽小，但口服对胃肠道有一定的刺激作用。因此，所见4例毒性反应的患者，均具不同程度的腹痛、呕吐症状。

2.本品有广豆根、北豆根之别。前者为豆科广豆根的干燥根，其主要成分为生物碱、氧化苦参碱、臭豆碱等；后者则为防己科蝙蝠葛的干燥根，主要成分为多种生物碱，如山豆根碱、蝙蝠葛碱等。两者均具清热解毒利咽之功。目前临床所用者多为北豆根，其用量在方书所载多为6～10g。但实践证明，北豆根用到10g，每易出现毒性反应。因此，临床以5g为佳。

肆

外治撮要

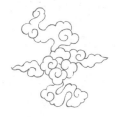

喉科吹药的配制原则和应用

一、喉科吹药的沿革和现状

喉科吹药是中医治疗喉病的传统疗法之一，具有清热解毒、软坚散结、化痰通窍、止血散瘀、祛腐生肌、养阴润燥之功。与内服药相辅相成，对改善局部症状、缓解紧局、祛除顽疾、缩短病程，均具事半功倍之效。因此，深受历代医家的重视。

早在孙思邈《千金要方》中开始有末药粉敷喉的记载。如治牙痛、口噤不能开，用"附子、黄连、矾石末之，内管中，强开口吹之，入喉间细细吹之"。王焘《外台秘要》在喉舌病中也有吹药粉布疮上的记载。宋明期间，喉科吹药有了较大的发展，王怀隐《太平圣惠方》收录吹药12方，用治喉痹、口疮、悬雍肿、咽喉卒肿诸病，如马牙硝散、白矾散等。《圣济总录》已广泛使用吹药，其中载吹喉方19首，吹口方91首，涉及药物近百味。李时珍《本草纲目》收录了直接用于咽喉、口腔的药物两百多味，附方中记载了吹喉方39首，吹口方153首。

至清代，由于白喉、疫喉痧等传染性疾病的发生和流行，喉科作为一个中医专科应运而生。为解决临床出现的咽喉闭塞、溃烂、肿痛等危急症情，喉科吹药也由此得到飞快发展和完善。在潘保真的《喉科心法》中载方13首，《喉科紫珍集》载方46首，郑梅涧的《重楼玉钥》中载方44首，程永培的《咽喉经验秘传》

中载方55首，金德鉴的《焦氏喉科枕秘》中载方22首，张宗良的《喉科指掌》中载方12首，沈青芝的《喉科集腋》中载方31首。以上7部喉科专著记载吹药方246首，均为各家针对不同临床情况所设的经验之方。当然，这里亦不乏方名、用药雷同，功用、主治相近或滥竽充数者。其中具有代表性、实用性的常用方有通关散、代刀散、麻药、本方、金锁匙、冰硼散、冰麝散、白降雪散、锡类散、八宝珍珠散、清凉散、金不换散、人中白散、珠黄散、麝香散、青吹口散、生肌散、四生万应丹、瓜霜散等。

　　近代，中医耳鼻喉科大师干祖望、耿鉴庭、张赞臣、黄莘农、王德鉴、蔡福养等前贤对吹药均有独到的研究和发展。毋庸讳言，随着时代的发展，科学技术的进步，像白喉、疫喉痧这样的急性传染病都已很少发生，层出不穷的抗生素、激素等药物的问世，各类手术的开展，人们再也不可能依赖像通关散、代刀散这样的吹药来解决诸如急性喉水肿这样的危重问题了。因而吹药的应用范围已日趋狭隘，加上当今有些专科医生已不习惯于从事加工炮制中药这样的繁琐工作，临床对吹药的重视日益淡化，即使使用一些吹药也是就手头的成品如西瓜霜、锡类散等，并不考虑如何辨证用药，也必然难以取得满意的效果。为此，我认为努力挖掘、整理提高吹药这个特殊疗法已十分必要。为启迪后人，现将本人多年从事这项工作的体会整理如下。

二、吹药药物的炮制

由于咽喉、口腔诸窍多为黏膜组织，血管神经丰富，嗅、味、痛觉明显。因此，组成吹药的药物必须精选上品、炮制得法、配伍精当、研磨细腻，力求去除异味、减少刺激、方便研磨、利于吸收。对此，各家均积累了丰富的经验，现将常用的炮制方法介绍如下。

1. 煅：将药物置无烟火中或耐火容器内或瓦片上用火煅红，以改变其原有性状，使质地疏松，有利于粉碎；同时减少副作用，增强收敛生肌等功效，本法使用于矿物类、贝类等。如明矾、石膏、龙骨、炉甘石、人中白、玄丹、信枣等。其要求：一是煅时受热要均匀，以烟尽为度；二是存性，防止炭化。有的药物煅后还需淬之（如用三黄汤）等。

2. 炒：药物置铁锅中炒黄炒脆，可矫臭矫味、降低毒性、减少刺激、便于研磨、提高疗效。如人指甲（硼砂水浸一天后）与米同炒，象皮与滑石同炒，没药、乌梅、巴豆（清炒）等。

3. 烘焙：植物性药品经烘干、焙脆或去油后才能粉碎研末，如黄柏、白芷、甘草、牙皂、僵蚕、壁钱等。

4. 水飞：是指将某些矿、植物细末置乳钵中加水研磨，利用其粗细粉末在水中悬浮性不同而分离出细末的方法。如龙骨、朱砂、雄黄、青黛、血竭、珍珠等。

5. 提净法：是指药物经过溶解，重新结晶去除杂质的方法，如芒硝、硼砂等。

6.风化法：药物置瓜内或猪、鱼胆内悬吊，经风化析出的粉末收用，如西瓜霜、胆矾等。

7.制法：一种药物用其他药汁浸泡或煅后，用药汁淬之再处理以增强其功能或减弱其异味及毒性，如黄柏、蒲黄、薄荷、甘草等。

三、吹药的常用性能

临床吹药中，常用药物的主要性能及炮制简表（表6）：

表6　常用吹药的主要性能及炮制

类别	品名	性味	功效	炮制
清热解毒	西瓜霜	甘辛咸	清咽消肿，化腐止痛	风化
	牛黄	苦凉小毒	清热解毒，开窍豁痰	无
	薄荷	辛凉	疏解风热，清热辟秽	烘干
	青黛	咸寒	清热解毒	水飞
	黄芩	苦寒	清肺火，利气，消痰	烘干
	黄连	苦寒	泻火解毒，燥湿	焙
	龙胆草	苦寒	清肝泻火，消肿	焙
	黄柏	苦寒	清热燥湿，收敛	焙
	熊胆	苦寒	清热解毒，镇痛	无
	甘中黄	甘寒	清热消肿，止痛	制

类别	品名	性味	功效	炮制
祛腐消肿	硼砂	甘苦咸寒	解毒防腐，消痰生津	提净
	人指甲	甘咸	退腐祛垢	米炒
	铜绿	酸涩平大毒	祛腐	无
	人中白	咸平	解毒祛腐生肌	煅
清热化痰	僵蚕	咸辛平	清散风热化痰	焙
	天竺黄	甘微寒	清热豁痰	无
	胆矾	酸辛寒	涌吐风热痰涎	风化
	猴枣	苦咸寒	清热解毒，化痰镇惊	无
止痛	琥珀	甘平	止痛，止血，生肌	无
	乳香	辛温	活血，定痛	提净
	没药	苦平	消肿，止痛，生肌	炒
	朱砂	甘微寒	止痛，解毒	水飞
止血	枯矾	酸涩寒	收敛，止血，祛痰	煅
	百草霜	辛温	止血	无
	马勃	辛平	止血，消肿	无
	赤石脂	甘淡涩温	收敛，止血	无
	儿茶	苦涩微寒	收敛，止血，消肿	无
软坚散结	芒硝	辛苦咸寒	润燥，软坚，散结	提净
	玄明粉	辛苦寒	润燥，软坚，散结	风化
	乌梅肉	酸涩温	软坚，消胬，收敛，止血	炒
	雄黄	辛温有毒	破结气，消痰涎，解毒辟秽	水飞

类别	品名	性味	功效	炮制
活血化瘀	鹿角霜	甘咸温	散瘀，消肿	无
	蒲黄	甘平	活血，祛瘀，收敛，止血	制
	血竭	甘咸平	止血，止痛，活血，生肌	水飞
收敛生肌	龙骨	甘涩平	收敛，止血，祛痰	煅、水飞
	珍珠	甘咸寒	生肌	水飞
	制甘石	甘平	燥湿生肌，止血，止痛	煅
	轻粉	辛寒有毒	解毒，生肌，收口	水飞
	滑石	辛淡寒	收敛，生肌	煅
	石膏	辛甘寒	清热，泻火，收敛	煅
	象皮	甘咸	敛疮，生肌	炒
	玄丹	甘淡微寒	清热，收敛	煅
通窍	冰片	苦辛微寒	散郁火，消肿活血，通诸窍	无
	麝香	辛香温	活血消肿，辟秽通窍	无
	皂角	辛咸温	散风，化痰，通窍	焙
	白芷	辛温	芳香通窍，祛风止痛	制、烘干
和解	甘草	甘平	清热解毒，缓急止痛，调和诸药	制、烘干
	大枣	甘温	润燥解毒，缓和药性	煅

四、吹药的配伍

以上药物每兼备多种功能，但各有侧重，全赖临床时根据不同证型辨证施治，配伍组合。例如《喉症明辨》的"清凉散"

由黄连、人中黄、青黛、薄荷、硼砂、冰片6味药组成，方以黄连、人中黄清热解毒为君，青黛、薄荷宣散郁火为臣，借以增强君药的清热解毒功能。硼砂解毒防腐为佐；冰片芳香通窍，散热定痛为使。全方共奏清热解毒、祛腐定痛之效。又如《三因方》的"玉钥匙"由西瓜霜、硼砂、朱砂、僵蚕、冰片5味药组成，功能清热、祛风、化痰、消肿、止痛。方中西瓜霜甘咸寒，清咽消肿，化腐止痛为君。硼砂解毒防腐，消痰生津；僵蚕祛风化痰，解痉止痛为臣，同时也增强了西瓜霜清热消肿的作用。佐朱砂安神解毒止痛；冰片芳香通窍，散热止痛为使，适用于咽喉肿痛未溃者。而《疡医大全》的"金不换散"则于前方中加入清热解毒之牛黄、青黛，祛腐生肌之珍珠、人中白，更实用于红肿破溃者。

在复方中，经常体现药物的相互监制、相辅相成。如我们常用的《外科传薪集》中的"三星丹"是将白砒、雄黄、胆矾3味药纳大黑枣中煅炭存性，加冰片少许而成。方中白砒、雄黄、胆矾三药相合，大热大毒，有较强的破结气、化痰涎、祛腐止血之功；纳大枣中同煅存性，佐以甘润，去其大热大毒峻烈之性，而保留祛恶脱腐之功；合冰片清热消肿，引药深达病所。全方清热解毒、祛腐生新，药虽五味但配伍精当。总之，吹药的配伍一定要主次分明、随症加减，才能符合法度。

五、吹药的组合和研磨

吹药的组合和研磨都必须符合一定的法度，为真正做到因人、因证施治，则必须临时加减变通，也就是要体现个性化治疗。在组合药物时，应先入金石药，再入植物药，最后加入脑麝之类。如"解毒白中散"，方取人中白、马勃清热解毒利咽为君；辅以青黛清热泻火，雄黄解毒，月石祛腐；儿茶、玄丹收敛生肌为佐；冰片引诸药直达病所。全方具清热解毒、祛痰收敛之功。凡咽喉不烂只肿者，则加玄明粉以偏重于消肿、祛痰涎；若烂喉甚者，则加牛黄、珍珠粉着眼于增强清热收敛的作用。

研磨的方法是先将儿茶置石灰中化解，再与各药共研极细过筛，然后加入冰片研匀。研磨吹药的整个过程应该环境安静、清洁，一气呵成，谨防误入其他杂物，研磨的药粉以"细极无声为度"。

六、自制吹粉器

咽喉病灶深远，反应灵敏，因此吹药时应力求既轻又快、准确均匀。过去我们用铜制的药风鼓吹药，患者回家则用芦材管吹药，很不方便。目前，药厂出售的吹药均以塑料药盒前面有一尖嘴，喷药往往一下喷出很多，患者容易作恶。近几年来，本人自制简易吹粉器，随吹药交患者带回，取材容易，制作简单，使用方便。即取一1.5cm长的输液塑料管，一端剪成30°斜面，一端套于一只塑料滴瓶的口上（图1）。使用时，挑吹药于塑料管之斜面上，轻捏滴瓶，吹药即均匀喷于病灶。

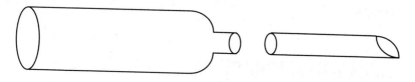

图1　自制吹粉器示意图

七、吹药的展望

吹药，作为中医喉科的传统特色疗法，由于具有用药直接简便、疗效可靠的特点，深受患者的欢迎。特别是对一些顽固的咽喉、口腔黏膜疾病，具有广阔的前景。由于历代喉科多以家传的形式，依赖一方一法相沿袭，秘不示人，因而阻碍了吹药的进步和提高。对今后发展的方向，笔者提出以下几点：

1.加强科研力度，对吹药在炮制、配伍、组合的过程中所发生的药理变化，以及吹药被局部黏膜吸收后的病理改变进行深入研究，以期得到提高和发展。

2.扩大吹药的应用范围，尤其是咽喉、口腔黏膜角化、变性、萎缩、慢性炎症改变等目前西医学感到棘手的问题。笔者自拟鼻槁回春丹治疗萎缩性鼻炎，获得满意的效果。

3.剂型的更新，如利用吹药制成溃疡膜、嚼化丸等，力求提高和创新。

总之，吹药要发展，就必须在继承前人经验的基础上加大科研力度，共同协作，力求创新，使之成为治疗咽喉口腔疾病的有力武器。

切烙法治疗鼻衄200例

我们运用中医传统切烙法，治疗鼻衄200例，效果满意。

一、治疗方法

1.适应证：鼻中隔前下方毛细血管丛（利特尔区）反复出血2周以上，排除高血压、血液病、肿瘤等后，均宜采用本法。

2.器械准备：鼻镜、枪状镊、11号尖刀各一把，小烙铁一支。烙铁由紫铜制成，烙铁头呈椭园形，长0.5cm，宽0.45cm，厚0.1cm，柄长17cm，柄与烙铁头为同一体，其连接处弯成一小颈，柄上以棉纸裹定，以防灸手（图2）。

3.手术步骤

（1）麻醉：用浸有2%地卡因棉片，贴于鼻中隔前1/3处黏膜上，3~5分钟后取出。

（2）切划：以11号尖刀在病变区，自下而上轻轻做3~4条横形切口，深达黏膜下软骨上，尤其注意切断扩张之毛细血管、肉芽组织及暴露的上唇动脉分支。

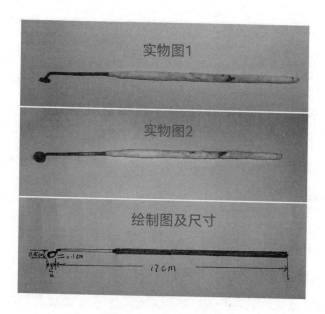

图2 小烙铁示意图

（3）烙：将烧红的烙铁在蘸有香油的棉片上沾一下，迅速烙于切开之处，烙铁一触即起，当即止血，沾油可去烙铁的火气，并清润烙痂。

（4）创面吹以生肌散，并用浸有香油的棉球轻塞于创面上，24小时后取出。

二、疗效统计

200例中，痊愈者180例（随访6个月未曾复发者），有效18例（切烙后偶有小量出血），无效2例（切烙后仍反复出血而改用其他疗法者）。有效率达99%，其中切烙1次而愈者174例，切烙2次以上而愈者24例。

中药木蝴蝶鼓膜贴补法治疗鼓膜穿孔40例

笔者自1992年1月至1994年12月，采用中药木蝴蝶作基膜，以贴补法治疗鼓膜穿孔40例，获得满意疗效。

一、一般资料

40例患者52耳，其中男性18例，女性21例，年龄最大62岁，最小9岁，平均31岁；病程最长者30年，最短者3天（外伤性穿孔），平均8年；鼓膜大穿孔者13耳，中等穿孔者28耳，小穿孔者11耳。

二、适应证

1.慢性单纯型化脓性中耳炎中耳腔基本干燥无胆脂瘤及肉芽者。

2.鼓膜紧张部穿孔，其周边残余鼓膜不少于1.5mm者。

3.鼓室内无明显上皮增生者。

4.耳咽管自行吹张通畅者。

5.听骨链完好，功能良好者。

6.外耳道较宽较直，无外耳道皮炎及霉菌感染者。

三、治疗方法

1.消毒，以1%新洁尔灭棉签清洁外耳道，但棉签所蘸新洁尔灭不宜过多，防止浸入中耳腔内。

2.取高压消毒后的中药木蝴蝶一片，依鼓膜穿孔大小，分别选用其边缘菲薄部分或近中心较厚部分，剪成比穿孔径大2mm之圆形基膜。穿孔越大，所取基膜越厚。

3.膝状镊持夹基膜边缘，使其一面蘸上一层薄薄的祛腐生肌膏（本科经验方），轻轻送入外耳道，使涂药面覆盖于穿孔之鼓膜上，圆头探针轻压药膜四周，使其紧贴穿孔缘。

4.口服抗生素，控制感染。

5.基膜隔日更换1次。

四、疗效分析

52耳愈合48耳，治愈率为92%。其中贴补1～3次而愈者25耳，3～7次者16耳，8～12次者4耳，13次以上者3耳，平均4.2次。治疗时间最短1周，最长半年。鼓膜穿孔越小，愈合越快。4例贴补失败者中有3例为大穿孔，残余鼓膜周边小于1.5mm者1例，为中耳腔肉芽增生者。

40例患者鼓膜贴补后，有31例经电测听检查，听力均有不同程度的提高。其中500～2000Hz，平均提高10db；2000～8000Hz，平均提高5db。

五、病例介绍

王某，女，26岁，本市舜生乡村民。1994年9月2日初诊。

患者自幼两耳流脓，时作时止，至今不涸。检查两耳鼓膜紧张部穿孔，其孔径分别为右1.5mm，左2.0mm，中耳腔黏膜稍增厚，有黏脓性分泌物，稍腥臭，耳咽管自行吹张可通。乳突区无压痛，予0.25%氯霉素液滴耳，口服抗生素治疗。

10月10日二诊：经抗炎治疗，两耳基本干燥，耳咽管自行吹张通畅，根据临床条件拟行右侧鼓膜贴补，术前位查电测听，基膜隔日更换1次。

12月22日三诊：经贴补14次，右耳鼓膜愈合，电测听检查听力明显提高（表7）。

表7　贴补前后纯音听力对比表

	气导					骨导				
K2	250	500	1000	2000	4000	250	500	1000	2000	4000
贴补前	45	40	35	35	40	5	10	10	15	20
愈合后	25	20	10	20	30	5	10	5	10	20

六、讨论

1.中药木蝴蝶，别名千张纸，为紫葳科植物木蝴蝶的种子，味淡、性凉、无毒。本品含脂肪油、黄芩苷元、木蝴蝶苷A和B等。《本草纲目拾遗》载本品"贴患处，治蜘毒不敛"。本品菲薄，具致密丛状纤维，富有韧性，其形态与鼓膜相近，贴补后有助于鼓膜再生，提高听力。临床体会：以木蝴蝶为基膜，贴补鼓膜穿孔，优于棉片、蛋膜等其他贴补材料，且木蝴蝶取材容易，制作方便，安全可靠。

2.祛腐生肌膏（本科经验方）由石膏、月石、青黛、黄柏等药制成，作用于鼓膜穿孔缘上皮，具有祛腐生新之功。无需烧灼、挑刺鼓膜穿孔缘。40例患者经贴补后（无论治愈或失败者）随访，均未发生耳鸣、听力下降等症状。

3.使用本法必须严格掌握适应证，尤其对残余鼓膜周边小于1.5mm者，以及鼓室内上皮化或肉芽增生者需慎重，但对干耳要求不严。所有病例中，有15耳潮湿，贴补后仅2耳发生中耳炎急性发作，其余均未发生不良影响。临床体会：鼓膜贴补后，可促使中耳腔干燥。

4.鼓膜贴补后，患者自觉耳中轻微烧灼瘙痒感、贴补膜周边红润为正常征象。

鼓膜外伤的治疗

鼓膜外伤常起因于爆震、挖耳、外力扑击等，伤后患者每有耳鸣、听力下降、头昏眩晕、漏气感，继则出现中耳感染症状。以往治疗鼓膜外伤穿孔均采用干燥疗法：外耳道消毒，预防或治疗感染，禁冲洗擤鼻，待其自然愈合。通过长期临床观察，伤后的中耳腔暴露不但给患者造成感觉上的痛苦，而且增加了中耳腔的感染机会，以至鼓膜永久性穿孔的比例较高。我科自1997年底以来，采用即时鼓膜展复贴补法治疗鼓膜外伤穿孔20例，收效满意。

一、临床资料

20例中，男12例，女8例，左耳15例，右耳5例。年龄18~52岁，就诊时间为1~10天，均无中耳腔流脓，无颞骨骨折，均为传导性耳聋，鼓膜穿孔均在紧张部。18例为圆形或不规则形，2例在紧张部前下象限为裂隙状。其中直接外伤4例，间接外伤16例。

二、治疗方法

用75%酒精棉球进行外耳道消毒，消除血痂；2%利多卡因棉片行鼓膜表面麻醉5分钟。

材料：中药木蝴蝶经高压消毒，选用周边平整菲薄、均匀无裂隙处剪成大于鼓膜穿孔缘2mm之圆形片，浸于氯霉素针剂中待用。

取小耵聆钩将鼓膜破裂孔周围卷曲的游离缘展复平整，膝状镊夹取木蝴蝶片贴于已展复之鼓膜表面，如1次遮盖不全或不满意，可用卷棉子卷成极细小棉签，在直视下吸去多余药液，同时轻轻推动贴补物至满意位置。此时患者听力立即明显改善，耳鸣、眩晕消失，给予口服抗生素预防感染，禁止擤鼻、滴耳。

三、疗效评定

痊愈：主观听力恢复，耳鸣、眩晕感消失，2～3周后鼓膜愈合或瘢痕形成，赝复物自行脱落，患者无自觉症状。本组20例患者经贴补均获痊愈。

四、典型病例

患者，女，23岁，营业员。半天前被他人掌击左耳，致使耳痛、流血、听力下降、耳鸣头昏、有漏气感。来院门诊，见其左鼓膜紧张部三角形新鲜穿孔，其游离瓣卷缩于下方。处理方法同上。随即感听力恢复，耳鸣消失，漏气感解除，给予口服抗生素3天。1周后复诊，左耳听力正常，木蝴蝶片贴附紧密。半月后复诊，左鼓膜瘢痕形成，贴片自行脱落。

五、讨论

鼓膜外伤后即时行鼓膜平展复位贴补不失为一积极治疗方法，有立竿见影之效果。本法简便安全，且取材方便，费用极低。即时在表麻下行穿孔边缘展复，一定程度上缩小了穿孔，使鼓膜上皮能有效生长。中药木蝴蝶作为赝复物，其吸附性、平展性、传导性均好，应用以来无异物反应，不必换药，可起到促使鼓膜上皮爬行修复的"桥梁"作用。即时贴补还可保护创面，隔离外耳道，保护鼓室黏膜，控制和避免中耳感染。选用氯霉素针剂作为黏合剂较为理想，其抗菌谱广，无耳毒性，吸收好，无刺激性。

养阴生肌散外用治疗鼻出血100例临床观察

我科近年来应用中药养阴生肌散作鼻腔局部应用治疗鼻出血100例，取得明显效果。

一、临床资料

本组病例中男54例，女46例，年龄3～36岁，克氏区黏膜糜烂伴毛细血管破裂82例，中下鼻甲、鼻中隔嵴突黏膜破溃出血17例，肝硬化伴凝血机制障碍1例。

二、方法

凡鼻腔的可见性黏膜糜烂出血、小血管破裂出血均用吹粉器将养阴生肌散喷吹其上。吹药时嘱患者暂屏呼吸，吹药后捏紧患侧鼻翼后再自然呼吸，数秒钟后松开手指，药粉即黏附于鼻腔黏膜；也可用小棉片药直接敷贴于出血处。如出血较猛者，可在查清出血部位后用稍大之棉球蘸药粉压迫出血处，次日换药时即可见患处有白色伪膜附着，3天后溃疡面完全愈合。

三、结果

鼻腔应用养阴生肌散后立即止血者为有效。100例中，有92例有效，有效率为92%，余8例需加服中药及口服维生素C、K。

四、讨论

鼻出血是在鼻腔黏膜糜烂或溃疡、小血管破裂的基础上发生的，有的患者原有不同程度的鼻中隔偏曲。以往治疗鼻出血多采用凡士林油纱条填塞。通过长期观察，纱条填塞过紧或操作时动作粗暴均可造成鼻腔黏膜损伤，而油纱条不但不能促使创面愈合，反而对鼻腔造成异物刺激，加重炎症反应，鼻腔鼻窦分泌物引流受阻，增加了患者的痛苦与经济负担。我院自应用该方法以来，很少用油纱条填塞（除老年人后鼻孔鼻咽静脉丛破裂及高血压鼻出血外），减少了患者行鼻中隔黏膜剥离划痕和鼻中隔黏膜下切除术的手术人次。

中药养阴生肌散为本科自拟经验方，组成主要为黄柏、青黛、龙胆草、儿茶、冰片等。其药理作用：黄柏、龙胆草性苦寒，可清热燥湿，泻火解毒；青黛凉血消肿，长于清肝、肺、胃诸经郁热所致出血症；儿茶、冰片具清热止痛，收敛生肌防腐之功效。诸药按一定比例配合，研极细末备用。本科原用于治疗口腔咽部溃疡，因疗效独特而受启发用于鼻腔出血。经以上100例疗效观察，其止血、愈合溃疡效果确切，且疗程短，见效快，患者易于接受，成本低于凝血酶、止血海绵，避免了全身用药及鼻腔填塞之苦。唯一不足之处，是鼻腔后部出血，以及合并高血压等顽固性大出血，需用油纱条蘸该药粉行前后鼻孔填塞和全身治疗。

鼻槁回春散治疗萎缩性鼻炎28例

笔者自1981年5月至1994年12月，运用自拟方"鼻槁回春散"敷布鼻腔为主，配合内服煎剂治疗萎缩性鼻炎28例，取得满意效果。

一、一般资料

28例患者中，女性22例，男性6例；年龄17～63岁，平均39岁；病程1～20年，平均8年。

二、治疗方剂

1.外治方药：自拟"鼻槁回春散"。生石膏、熟石膏各15g，青黛（水飞）9g，儿茶30g，蒲黄（制）6g，轻粉6g，雄黄6g，冰片3g。

上味研末，先入蒲黄、儿茶，继入生石膏、熟石膏、雄黄、轻粉、青黛，最后入冰片，研极无声为度，过100目筛，贮瓶。药风鼓挑少许药末，轻轻吹入鼻腔，务使药末匀布于鼻腔黏膜，每日1次。

2.内服方：丹栀逍遥散合沙参麦冬汤或泻黄散加减。

三、疗效分析

本组病例均经长期治疗及随访，凡中下甲萎缩得到控制，黏膜表面无糜烂、出血、脓痂及头疼、鼻臭等症状消失，停药后1年内无发作者为显效；吹药后鼻腔黏膜糜烂、结痂、出血及恶臭等症状一度消失，但停药后不久又发作者为好转；吹药对鼻腔症状无明显改善，或用其他方法获效者为无效。

28例患者中，显效5例，有效22例，无效1例。

四、讨论

鼻为肺之外窍，鼻甲肌膜深处其中，赖精血濡养以为用，借清阳温煦以为利。当不寒不燥，则润泽通利。凡肝脾违和，生化之源不足，肝胆郁火熏蒸，肺金受灼，本枯则叶焦，鼻窍内肌膜枯槁萎缩不用，血少津涸，污秽集结为痂，脓腐浸蚀肌膜血脉，故搐涕带血、臭秽不已。本末俱病，循环往返，则难以复荣。

笔者认为，对本病的治疗当标本兼顾、内外并进。内则疏肝和脾、养阴清热以求其本，外则清热解毒、祛腐生肌以治其标，自拟"鼻槁回春散"敷布鼻腔取得了较好的效果。

方中生石膏、煅石膏、青黛清热解毒，祛腐生肌为君。儿茶降火生津，收敛止血；蒲黄清血热，化瘀止血为臣。雄黄、轻粉杀虫拔毒，祛腐散积破结为佐。冰片味苦性寒，气香味浓，能散热结，泻火毒，具有清壅滞而清爽、祛腐恶而生新、芳化通窍的特点以为使。诸药相合，自当事半功倍。

治疗浆液性外耳郭软骨膜炎塑敷两法

浆液性耳郭软骨膜炎，又称耳郭假性囊肿。因其好发于耳郭内侧凹面之舟状窝或三角窝内，呈丘状隆起，表面肤色正常，富有弹性，无充血疼痛，并可抽出鸡蛋清样黄色黏稠液，故中医称为"耳郭痰包"。目前治疗浆液性耳郭软骨膜炎的方法很多，如反复穿刺抽液后注入硬化剂、高渗盐水、1%碘酊等或抽液后石膏压迫固定，以及切开引流加压包扎等方法。多年来，本科采用塑敷法治疗浆液性耳郭软骨膜炎取得满意的效果。今就塑敷两法介绍如下。

一、中药塑敷法

药物组成：肉桂、甘遂、大戟、白芥子各40g，生南星、生半夏、朴硝各30g，炙僵蚕20g，丁香15g，陈小粉100g，冰片少许。

用法：取肉桂、甘遂、大戟、白芥子、生南星、生半夏、朴硝、炙僵蚕、丁香共研细末，过100目筛；加陈小粉（炒焦）、冰片少许，用米醋调成黏糊状，敷于患耳隆起处及其耳郭上半部之前后面，其厚度约3mm。表面以单层纱布覆盖，使之逐渐变硬并固定成形，隔日更换1次。

二、石膏绷带塑敷法

先将石膏绷带剪成长2.5～5cm、宽1.5cm的长方形绷带条8～10根备用。以碘酊、酒精行患耳耳廓常规消毒。以2%普奴卡因在患耳前面丘状隆起之顶部行浅表麻醉，并抽出囊液，使表皮与耳郭软骨完全着实。用清水湿透石膏绷带条，选短小者逐层覆盖患处并填平舟状窝及三角窝，再选较长之石膏绷带条覆盖之，并向耳郭后面包绕，务使耳郭之上1/3完全覆盖呈帽状。半月后拆除石膏绷带。

三、病例介绍

蒋某，男，25岁，安丰纱厂工人。1987年11月14日初诊。

患者于1987年10月16日偶然发现右耳郭三角窝处隆起如丘，不红不痛，并逐渐增大，11月1日在地方医院诊为右耳郭浆液性软骨膜炎，抽出黄色黏液约2mL，同时以石膏铸形加压固定。旬后自行拆除之，未及3小时，耳郭三角窝内又隆起如故，来本科门诊。

检查：患者右耳郭三角窝处有一2.5cm×2.0cm之丘形隆起，肤色如常，触之柔软不痛，光透照成半透明之透光灶。

处理：中药塑敷，隔日更换1次。

11月26日复诊：患者诉敷药患耳有轻微灼痛感，数小时后即消失。此乃药性透达病所的正常现象。检查耳郭之隆起已稍收敛，嘱其继续换药。

12月2日三诊：右耳经塑敷半个月，耳郭三角窝处之隆起已平复，追访至今未发。

四、讨论

1.中药塑敷法是在中医外敷法的基础上，添加陈小粉（乌龙膏）等黏性较强的赋形药物，具有一定的可塑性，运用于耳郭等特定的部位。干燥后，既可达到固定压迫的目的，又不致压迫过紧，影响耳郭气血之运行。通过药物的透析，达到消痰散结的治疗目的。本法不需抽液，无感染之虞，对痰包隆起直径小于1.5cm者较为合适。本法与临床常用的反复抽液注入硬化剂、高渗盐水或碘酊，以及理疗、冷冻等方法相比较，具有安全简便的优点。

2.浆液性耳郭软骨膜炎属中医"痰包"范畴。因耳郭肌肤薄弱，血脉不充，故一旦受挫则气血流行受阻，而痰湿壅滞皮下。《丹溪心法·痰》认为："凡人身上中下有块者，多是痰。"《张氏医通·痰》亦称："凡人身中有块，不痒不痛，名败痰失道。"湿为阴邪，痰性凝滞，非温不化，非辛不散，故本法主以肉桂、丁香之辛温，温经络，通血脉，行气散结；配甘遂、大戟、白芥子、朴硝以消痰软坚散结；佐生夏、生南星、僵蚕燥痰湿，通经络，散痰结；借冰片、米醋之香窜，透达，陈小粉之胶黏以消肿塑形固定。全方共奏温经通络、燥湿化痰、软坚散结之功。

3.石膏绷带塑型法是对石膏固定法的改进，由于一般只需在耳郭上1/3处逐层包绕4～5层石膏绷带，且绷带与耳郭三角窝、舟状窝之凹面紧密附着，不需使石膏浇铸整个耳郭，因而赋予了本法可塑性强、轻便、操作简单、不易脱落、疗效可靠等优点，对耳郭丘状隆起较大者尤为适宜。

咽鼓管口吹药治疗渗出性中耳炎

笔者临床运用咽鼓管口喷药法，配合吹张，治疗渗出性中耳炎，取得了较为满意的效果。

一、一般资料

1.本组50例（58耳），其中男性32例，女性18例；年龄最大者39岁，最小者6岁，平均35岁；病程2～15天者38例，15天～3个月者10例，6个月以上者2例；两耳同时罹患者8例，左33耳，右25耳。

2.50例患者均经鼓膜穿刺阳性，确诊为渗出性中耳炎。

3.本组病例均经鼻咽镜检查，排除鼻咽部新生物或其他影响咽鼓管功能的机械性原因。

二、治疗方法

1.喷药的配制：明矾2g，硼砂2g，冰片0.5g（以乙醇1mL溶解），加0.9%氯化钠100mL即得2%明硼液，分装于滴鼻用塑料瓶中，每瓶5mL备用。

2.剪取输液用塑料管长约8cm，一端套于塑料滴瓶的口上，一端置酒精灯上烧溶后迅速以血管钳夹紧，使其封闭，然后在距封闭端约2cm的管壁上以烧红的针灸毫针贯穿，使贯穿眼与末端弥合迹象垂直。此时轻捏滴鼻瓶，则药液从塑料管两侧针眼中喷出。

3.使用方法：嘱患者手持滴瓶，塑料管末端弥合口与鼻中隔平行，沿鼻底伸入鼻腔直抵咽后壁，并轻捏滴瓶，使药液喷射于咽鼓管口。每次喷药约0.5mL，然后徐徐退出，同时捏鼻鼓气，使耳中有气过之感，每日3次。有条件时，可每日用耳咽管吹张球吹张2次。

三、疗效标准

有效：耳鸣、闭气等自觉症状消失，鼓膜活动正常，听力明显上升。音叉试验：韦伯试验居中；电测听检查500~2000Hz，气导曲线平均上升15db以上。

无效：使用本法治疗半个月，自觉症状改善不明显，中耳持续渗出或改用其他方法治疗者。

四、治疗结果

有效41例（其中治疗1周者21例，治疗1周以上者20例），无效者9例。

五、讨论

1.渗出性中耳炎多发生于感冒咳嗽后期，虽然本病的病因病理尚未完全明确，但多数学者认为与咽鼓管机能发生紊乱有重要关系。它包括咽鼓管的通畅度、司咽鼓管口开闭的肌肉的收缩与松弛能力，以及管壁黏膜的纤毛运动机能等因素的异常。

《医学读书记》指出："肺之络会于耳中，肺受风火，久而不清，窍与络则为之闭，所以鼻塞不闻香臭，耳聋不能闻其声也。"这形象地刻画了感冒后期咽鼓管功能紊乱所致渗出性中耳炎的病因、病机及自音增强的典型症状。

笔者自拟"明硼合剂"，直接喷药于咽鼓管口。方中明矾酸涩性寒，功能收敛、燥湿、清热；硼砂味甘苦咸性寒，解毒防腐，清热消痰；冰片辛苦微寒，芳香通窍，散热消肿。三者相合，具收敛燥湿、清热消炎、通窍散结之功，可使局部黏膜脱水收缩、减少腺体分泌、减少渗出。配合吹张，可促使咽鼓管开闭功能恢复、纤毛运动正常，以达到治愈的目的。

2.本法取材、制作方便，患者在家喷药亦简单易行。这与通常使用1%麻黄素滴鼻相比较，后者虽可达到收敛鼻黏膜、改善鼻腔通气的目的，但药液多从鼻底流入咽腔。即使取相应的头位，亦很难使药液达到咽鼓管口，而运用本法则具有较明显的优越性。

化腐生肌膏治疗重度耳前瘘管久不愈合感染创面疗效观察

先天性耳前瘘管是耳鼻喉科最为常见的先天性外耳畸形疾病，由于瘘管管道狭窄弯曲，多呈分支状布散于耳旁组织，平时一般多无任何异常症状。重度耳前瘘管感染时，局部会红肿疼痛，反复感染易形成脓肿，流脓不止，周围皮肤常常溃烂，用药难以控制炎症，反复切开引流，病程漫长，局部创口久不愈合。我科采用化腐生肌膏换药，取得较好的疗效。

一、临床资料

1.一般资料：共收集40例重度耳前瘘管久不愈合感染创面患者，随机分为两组。治疗组20例，男11例，女9例，平均年龄28.5±3.85年，平均病程22.7±4.72个月。对照组20例，男10例，女10例，平均年龄27.2±4.94年，平均病程24.0±2.86个月。经x^2和t检验，两组性别、年龄、病程没有明显差异，无统计学意义，两组具有可比性。

2.治疗方法：以2%碘伏消毒创面，双氧水冲洗表面脓性分泌物，圆形小刮匙轻轻刮除创面内增生及坏死组织，再用注射器抽吸双氧水、生理盐水加压冲洗瘘管残留污物，无菌棉球蘸干创面，根据伤口面积大小选择用量。

治疗组：将化腐生肌膏（黄芪60g，白芷12g，紫草12g，当归12g，甘草12g，麻油500g，白醋适量，血竭12g，轻粉12g，珍珠粉30g，红粉30g）纱布剪成捻状填塞瘘管，覆盖无菌干敷料8层，胶布固定。

对照组：将2%莫匹罗星软膏纱布剪成捻状填塞瘘管，覆盖无菌干敷料8层，胶布固定。

两组每日换药1次，如果敷料渗透，及时换药。以后根据创面生长、敷料渗出情况，隔日或隔2日换药。28天后统计疗效，痊愈3个月后评价复发率。

3.疗效标准：参照国家中医药管理局医政司制定的《中医临床病证诊断疗效标准》。

4.统计方法：采用SPSS16.0统计软件进行统计分析，计量资料用均数±标准差表示，行t检验比较，计数资料行x^2检验比较。

二、结果

1.两组临床疗效比较（表8）。

表8　两组临床疗效比较

组别	例数	痊愈	显效	有效	无效	愈显率（%）
治疗组	30	20	8	2	0	93.33
对照组	30	10	5	15	0	50.00

经x^2检验：x^2=0.041，$P < 0.01$，治疗组愈显率优于对照组，有统计学意义。

2.两组创面腐肉脱落时间、新生上皮出现时间、创面愈合时间比较（表9）。

表9　两组创面腐肉脱落时间（d）、新生上皮出现时间（d）、
创面愈合时间（d）比较

组别	例数	腐肉脱落	新生上皮出现	创面愈合
治疗组	30	2.96±1.25	3.03±1.75	14.82±5.22
对照组	30	3.77±10.01	6.52±2.10	18.99±6.31

经 t 检验：治疗组与对照组比较，$P < 0.05$，有统计学意义。

3.两组复发例数比较（表10）。

表10　两组复发例数比较

组别	例数（n）	复发（n）	复发率（％）
治疗组	30	10	33.33
对照组	30	20	66.67

经 x^2 检验：$x^2=0.028$，$P < 0.01$，治疗组愈显率优于对照组，有统计学意义。

三、讨论

由于重度耳前瘘管解剖位置特殊，瘘管口堵塞、分泌物排除不畅、机体免疫力下降等因素诱发感染化脓。感染期一般不宜手术，不能彻底剪除瘘管，否则易复发。如何在感染期换药以解决炎症、清除瘘管组织是耳鼻喉科医师不容回避的临床现实问题。

从临床结果中看出，治疗组临床疗效、结果显示治疗组总有效率、创面愈合时间、创面腐肉脱落时间、新生上皮出现时间、减低复发率等均明显优于对照组，具有统计学意义。中药化腐生肌膏重在活血化瘀、解毒化腐生肌，提脓祛腐作用明显，腐蚀坏死分泌物、瘘管组织，具有抗菌消炎、抑制细菌生长、改善微循环、促进毛细血管再生、供给创面表皮细胞增殖分化所需的营养物质、明显提高局部组织免疫及再生能力、增强局部微循环灌注及促生长因子的聚集、加快愈合速度的作用。

化腐生肌膏是油膏制剂，能够润泽创面，使其处于湿润环境，保持创面药效持久，促使药物易于渗透肌肤，减少创面组织炎性渗出，通过无损伤液化及时化腐排出渗出物，捻状便于引流及吸附分泌物，清除代谢产物是促进生肌即肉芽组织生长的基础，肌平皮长即新生上皮爬行，避免了莫匹罗星换药时部分敷料干燥容易撕裂损伤新生组织、换药疼痛、创面干燥、微血管平滑肌痉挛，使组织处于缺血缺氧状态。莫匹罗星是抗菌药物制剂，对革兰阳性菌敏感度高达96.5%，长时间换药出现耐药现象，延缓肉芽组织生长和新生上皮向心爬行速度。目前该课题还只是处于临床病例的观察分析阶段，对于其治疗作用机制还缺乏更进一步的了解，有待实验室的研究。

总之，化腐生肌膏治疗重度耳前瘘管久不愈合感染创面，加强了腐肉脱落，促进新生上皮爬行，加快愈合时间，减轻患者痛苦，提高了生活质量，大大降低复发率，值得推广。

参考文献

［1］中华耳鼻咽喉头颈外科杂志编辑委员会，中华医学会耳鼻
　　咽喉科分会.变应性鼻炎的诊治原则和推荐方案［J］.中华
　　耳鼻咽喉头颈外科杂志，2005，40（3）：167-168.

［2］元艺兰.党参的药理作用及临床应用［J］.中国中医药现代
　　远程教育，2012，10（19）：113-114.

［3］张仲林，钟玲，袁明勇，等.玉屏风散对变应性鼻炎肥大细
　　胞活性的抑制作用［J］.中药药理与临床，2014，30（1）：
　　1-4.

［4］杨璐，李国玉，王金辉.蝉蜕化学成分和药理作用的研究现
　　状［J］.农垦医学，2011，33（2）：184-185.

［5］周二付.地龙的现代药理及常见临床配伍分析［J］.中国现
　　代药物应用，2014，8（3）：238-239.

［6］陆兔林，吴杨，季德，等.五味子多糖提取分离和药理作用
　　研究进展［J］.中国中药杂志，2014，39（4）：753.

［7］王永慧，叶方，张秀华.辛夷药理作用和临床应用研究进展
　　［J］.中国医药导报，2012，9（16）：12-13.

［8］王晓丽，金礼吉，续繁星，等.中草药细辛研究进展［J］.亚太传统医学，2013，9（7）：69-70.

［9］于柳，王哲，武志强，等.药对荆芥-防风的现代研究现状［J］.中药药理与临床，2013，29（5）：150-152.

［10］张利.甘草的药理作用及现代研究进展［J］.中医临床研究，2014，6（10）：147-148.

［11］梁耕田，孙广滨，潘兆虎，等. 变应性鼻炎患者血清CD_{23}和CD_{19}表达及其与血清总Ig E的关系［J］. 临床耳鼻咽喉头颈外科杂志，2009,23（23）：1063-1065.

［12］陈建安，周静，丁茜，等.$CD_3^-CD_{19}^+$B淋巴细胞在过敏性鼻炎发病中的临床意义［J］. 国际检验医学杂志，2014，35（9）：1212-1213.

后 记

  由程康明主任等主编的《专攻耳鼻喉科病五十年》一书终于和广大读者见面了。程康明主任是泰州市名中医，中医耳鼻喉科资深专家，国医大师、南京中医药大学教授干祖望的弟子，是我院中医耳鼻喉科的创始者。他在继承前人经验的基础上，通过50多年的临床实践，积累了丰富的经验，并将其临床所得整理付梓，这无疑对提高我院耳鼻喉科的学术水平、启迪后学、为业界同道提供借鉴的资料作出了有益的贡献。

  该书编写过程中，医院相关领导和前贤给与了很多关心和支持，由曹恒源、王少华、朱文、朱杰、唐保桂、吴久勤、朱健、夏永国、程雯、何雅岚、杭春涛等同志组成编委会，协助编写，以提升内容的科学性、实用性，在此表示衷心感谢！

兴化市中医院　经方研究室

《专攻耳鼻喉科病五十年》编委会

2022年5月